Lo que tu corazón espera de ti

Dr. JOSÉ ABELLÁN

Lo que tu corazón espera de ti

Descubre los 4 pilares para vivir
en plena forma con una salud de hierro

Grijalbo

Papel certificado por el Forest Stewardship Council®

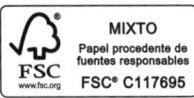

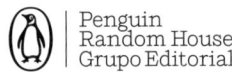

Primera edición: mayo de 2023

© 2023, José Abellán Huerta
© 2023, Penguin Random House Grupo Editorial, S.A.U.
Travessera de Gràcia, 47-49. 08021 Barcelona
Daniel Castiñeiras, por las ilustraciones

Penguin Random House Grupo Editorial apoya la protección del *copyright*.
El *copyright* estimula la creatividad, defiende la diversidad en el ámbito de las ideas y el conocimiento, promueve la libre expresión y favorece una cultura viva. Gracias por comprar una edición autorizada de este libro y por respetar las leyes del *copyright* al no reproducir, escanear ni distribuir ninguna parte de esta obra por ningún medio sin permiso. Al hacerlo está respaldando a los autores y permitiendo que PRHGE continúe publicando libros para todos los lectores.
Diríjase a CEDRO (Centro Español de Derechos Reprográficos, http://www.cedro.org)
si necesita fotocopiar o escanear algún fragmento de esta obra.

Printed in Spain – Impreso en España

ISBN: 978-84-253-6361-0
Depósito legal: B-5.700-2023

Compuesto en M.I. Maquetación, S.L.

Impreso en Gómez Aparicio, S.L.
Casarrubuelos (Madrid)

GR 63610

*A mi sensatez, mi madre;
a mi ilusión, mi padre,
y a mi fuerza, que eres tú*

ÍNDICE

Prólogo 15
Introducción: La verdadera salud está en la prevención   19

Entiende cómo funcionas

1. Conoce tu cuerpo
   *Genética versus realidad: las tristes consecuencias
   de nuestra desadaptación al ambiente* 35
   Tus genes y tú 35
   La desadaptación al ambiente 39
   ¿Qué esperan tus genes de ti? 42

2. El cuerpo humano es un todo
   *El corazón es el motor del cuerpo, y el sistema
   cardiovascular, el mecanismo de comunicación
   entre sus partes* 45
   El sistema cardiovascular 45
   ¿La enfermedad del corazón ha estado siempre
     con nosotros? 52
   ¿Qué es exactamente la enfermedad cardiovascular?   57
   La teoría lipídica 63

Del colesterol a la inflamación: la teoría
inflamatoria   68

3. Por qué enfermamos
*Dejar de ponerle parches a la enfermedad y empezar
a evitar lo que nos enferma*   75
¿Qué significa tener algo de barriga, la tensión alta
o diabetes?   75
Del sobrepeso al sobregraso: el músculo
y la composición corporal   82
¿Qué hacen las pastillas?   86

PRIMER PILAR
No comas, aliméntate

4. ¿Comida o alimentos?
*Deja de comer inconscientemente y empieza
a alimentarte para cuidar tu corazón*   95
Comer ya no es lo mismo que alimentarse   95
De las dietas a los patrones de alimentación   97
Sobre las proteínas, las grasas y los hidratos   107
Los ultraprocesados   111
El ayuno intermitente   119

5. Aclarando los mitos de la alimentación
Qué alimentos son saludables y cuáles no   123
La sal   123
El alcohol (incluido el vino)   126
El azúcar   128
Los edulcorantes, los alimentos sin azúcar
y las bebidas «zero»   134

Los huevos 138
La carne roja 141
El café 143

6. Una propuesta de alimentación saludable
   *El modelo de alimentación que te recomiendo para
   que cuides tu corazón* 147

SEGUNDO PILAR
Muévete

7. Por qué debes moverte
   *Comprende los motivos por los que es clave que tengas
   una buena composición corporal* 157
   El ejercicio como peaje que pagar para disfrutar
   de la vida moderna 157
   Cómo tu sistema cardiovascular se beneficia
   del ejercicio físico 164
   Otros beneficios de hacer ejercicio físico 177

8. Cómo hacer ejercicio para tener un corazón saludable
   *Descubre los tipos de ejercicio que más le gustan
   a tu corazón... y los que menos* 179
   El ¿mito? de los diez mil pasos 179
   La importancia del ejercicio de fuerza 187
   Por qué es saludable el ejercicio de alta intensidad ... 194

9. Ejercicio y corazón: las preguntas más frecuentes
   Resuelve todas tus dudas antes de empezar a entrenar 199
   ¿Por qué tengo las pulsaciones bajas si hago
   ejercicio? ¿Me tengo que preocupar? 199

¿Hay un límite a partir del cual el ejercicio empieza
  a ser malo para el corazón? 201
Entonces ¿qué tipo de ejercicio es el mejor para
  la salud cardiovascular? 203

TERCER PILAR
Sincronízate y descansa

10. Cronobiología, cronocardiología y desadaptación
    *Descubre cómo funciona tu reloj interno, cómo nos
    hemos desadaptado y por qué es importante para
    tu salud cardiovascular* 213
    Cronobiología: el reloj interno que regula
      tus ritmos 213
    Cronocardiología: cómo tu reloj interno afecta
      a tu corazón 218
    Las consecuencias de un reloj interno desajustado   220

11. Cómo regular tu ciclo de sueño-vigilia
    *Aprende a utilizar la luz, a dormir bien y a gestionar tu
    actividad física para vivir en consonancia con tus genes*   230
    La luz 230
    El descanso 235
    La actividad física 248

CUARTO PILAR
Conecta

12. Tu conexión con todo
    *La reacción de tu cuerpo a los problemas y los peligros
    es una adaptación* 257

13. El estrés
   *Por qué sentimos estrés, cómo reacciona nuestro cuerpo
   a él y cómo afecta a nuestro corazón* 260
   ¿Qué es el estrés? 260
   ¿Cómo reacciona nuestro cuerpo al estrés? 262
   Estrés agudo y enfermedad del corazón 266
   Estrés crónico y enfermedad del corazón 268
   ¿Qué podemos hacer ante el estrés? 273

14. Conecta contigo
   *El mindfulness, una práctica de meditación para
   combatir el estrés* 276

15. Conecta con la naturaleza
   *La relación entre la calidad del aire y la salud
   cardiovascular es mucho más estrecha de lo que crees* . 279

16. Conecta con los demás
   Tu salud necesita que te relaciones con tu gente 289

17. Conecta con tu espiritualidad
   La importancia de creer... va mucho más allá de creer 294

Epílogo. Sobre los cuatro pilares: no caigas en extremismos 297
Notas 301

PRÓLOGO

Tras más de veinticinco años dedicándome profesionalmente a la cocina y a la alimentación, estoy convencido de la importancia que tiene la nutrición en la vida diaria. Somos, en esencia, lo que comemos. Y nuestra salud depende de ello.

Podría parecer que la cocina de vanguardia tiene poco que ver con esto, pero nada más lejos de la realidad. Si algo he aprendido en mi trayectoria profesional (¡y personal!) es que aunar gastronomía y salud es posible, pero, claro, para eso hay que saber algunas cosas: qué alimentos escoger y cómo tratarlos, cocinarlos y prepararlos. El resto es disfrutar.

Sin embargo, la salud va más allá de la alimentación. Como chef responsable y ejecutivo, a la hora de organizar un equipo de trabajo, soy testigo diariamente de que las personas que más se cuidan son las que rinden mejor consigo mismas y con el equipo, y también las que consiguen mejores resultados. Hacer ejercicio, priorizar el descanso y pasar tiempo de calidad con los demás, lejos de ser una pérdida de tiempo, tiene un retorno positivo clarísimo en uno mismo.

Y ahí radica un problema fundamental al que nos enfrentamos como sociedad: no sabemos cómo cuidarnos. En este mundo de hartazgo de información, de redes sociales inundadas de consejos, tenemos claro que debemos «llevar un buen estilo de vida», pero las directrices paradójicamente opuestas que recibimos al respecto no hacen más que aumentar nuestras dudas. ¿Hay una dieta mejor? ¿Tengo que ayunar para estar sano? ¿Caminar es bueno o no? ¿Todo ejercicio vale?...

La cuestión es muy relevante porque afecta a nuestra vida, y la solución es compleja porque posiblemente requiera abordar estamentos que van desde la educación hasta la sanidad. Por fortuna, de vez en cuando aparecen personas que nos ponen las cosas un poco más fáciles.

Hace unos cuantos años que conozco a José, y siempre me ha transmitido esa ilusión por enseñar y divulgar lo que considera que es salud integral, salud de verdad. Es una persona tenaz. No hay más que ver cómo luchó a capa y espada hasta el final en un programa de cocina, algo muy alejado de su profesión, por hacerse oír y que su mensaje llegara lo más lejos posible. Y es que creo que de verdad disfruta enseñando.

El hecho de dedicarse a la cardiología otorga un valor extraordinario a su mensaje, pues lidia a diario con los efectos de los hábitos poco saludables. Y, no contento con tratar a los enfermos de corazón, dedica su tiempo libre a intentar que los demás no suframos las nefastas consecuencias de un mal estilo de vida.

José ha escrito un libro maravilloso. *Lo que tu corazón espera de ti* encierra mucho. Es una manera delicada de describir y transmitir la verdadera razón de las recomendaciones en salud, por qué se produce la enfermedad y, a partir de ahí, cómo debemos alimentarnos, cómo debemos entrenar, cómo debemos sincronizarnos con el planeta y cómo debemos cuidarnos a nosotros y cuidar a los demás.

Y es que *Lo que tu corazón espera de ti* tiene mucho de eso, de corazón. Sácale jugo, aprende y disfrútalo.

JORDI CRUZ,
chef seis estrellas Michelin

INTRODUCCIÓN

La verdadera salud está en la prevención

Soy médico, cardiólogo especializado en cardiología intervencionista, y llevo prácticamente toda la vida estudiando para ello. Con veintinueve años me doctoré, he publicado bastantes artículos y capítulos de libro en torno a la salud cardiovascular, he cursado varios másteres y tengo otros títulos que no valen para mucho más que para presumir, francamente. En mi día a día, trato a personas que han sufrido un infarto o una enfermedad del corazón y la verdad es que, por más que lo haga, no me acostumbro a ello. Me sigue pareciendo difícil de asimilar que personas que no superan los cuarenta años sufran ya de problemas de tensión o diabetes en el mejor de los casos, o de obstrucciones en las arterias del corazón e infarto en el peor… La Organización Mundial de la Salud nos dice que uno de cada tres de nosotros moriremos por enfermedad cardiovascular, pero lo dramático no es eso. Lo dramático es que nos parezca normal.

Hay algo que debes saber. El sistema sanitario es muy bueno evitando muertes, pero no lo es tanto previniendo la enfermedad. Es decir, si enfermas y llegas al hospital, te valorarán, te someterán a alguna prueba diagnóstica o puede que incluso a alguna intervención quirúrgica, te recetarán pastillas y te darán el alta, volverás a casa. El sistema hará todo esto de forma muy eficaz…, pero no será tan eficaz evitando que vuelvas a precisar su atención.

Aunque la medicina ha avanzado mucho y ha hecho muchas cosas bien, tiene una asignatura pendiente: tomarse en serio la raíz de las enfermedades y entender que el éxito está en la prevención. Ignoro si este será el camino que la medicina tomará a la larga, pero tengo claro que no voy a esperar a comprobarlo. Porque para entonces puede que ya sea demasiado tarde para mí. Y para ti. Y, como médico, creo que mi labor va más allá de la consulta y el quirófano. Por eso, en este libro, me he propuesto explicarte **cómo adquirir los hábitos necesarios para prevenir problemas de salud**. Y, lo que es más importante, que entiendas por qué es tan fundamental llevar un estilo de vida saludable. Cuando termines de leer este libro, sabrás por qué en la prevención está el secreto de la verdadera salud.

Cuando hablo del sistema sanitario y la importancia de la prevención, hablo basándome en estudios, pero también en mi experiencia. Soy cardiólogo intervencionista, una subespecialidad de la cardiología que se dedica a solucionar los problemas de las arterias y la estructura del corazón. La cardiología intervencionista es uno de los principales avances que ha vivido la medicina en los últimos cincuenta años. Antes, cuando los médicos tenían que solucionar un problema del corazón y las pastillas no eran suficiente, debían operar, ya que era el único modo de eliminar obstrucciones, crear conductos nuevos o abrir los cerrados.

Pero hace unos treinta o cuarenta años apareció esta subespecialidad, que permite solucionar todo esto con un pinchazo en la arteria radial (situada en la muñeca) o en la arteria femoral (en la parte interna del muslo). Allí se introduce un catéter mediante el cual los médicos somos capaces de llegar al corazón y solucionar obstrucciones en las arterias o incluso cambiar una válvula cardiaca... ¡sin necesidad de abrirle el pecho al paciente! En cierto sentido, tocamos el corazón desde fuera. Muchas veces, mientras le realizamos la intervención a un paciente y llega el momento en el que le retiramos el trombo que le está ocasionando un infarto, la persona, consciente, suele exclamar: «Ay, qué alivio». Es algo casi mágico, pues, al no tener que abrir el pecho del paciente como en una operación, permanece consciente durante todo el proceso y la recuperación es muy rápida, de unas cuantas horas. Al día siguiente, está como nuevo, ¡y le hemos tocado el corazón!

A pesar del gran avance que ha supuesto la cardiología intervencionista y de lo realizado que me siento haciendo mi trabajo y ayudando a los demás, desde que comencé a ejercer vi cosas que me preocupaban. Para empezar, muchos pacientes que ya se habían recuperado de un infarto sufrían una o varias recaídas a pesar de seguir a rajatabla las indicaciones que les habían dado al salir del hospital la primera vez. Estaba claro que tomarse las pastillas, salir a andar y llevar una dieta «variada y baja en grasas» no les protegía suficientemente de una recaída. Pero algo que me choca en especial —y que encaja con las estadísticas— es que cada vez es más frecuente tener pacientes jóvenes con infarto y otros problemas de corazón. Personas muy jóvenes llegan a mi consulta con palpitaciones u otros síntomas que pueden provocarles una enfermedad cardiovascular si no cambian su estilo de vida. Pero lo peor de todo, con diferencia, es la actitud de resignación que tienen la mayoría de mis pacientes. Influenciados por el sistema, creen que la enfermedad cardiovascular es una cruz que ha salido de la nada y les ha caído encima. Todos están convencidos de que, aparte de tomarse las pastillas, no pueden hacer demasiado por librarse de la enfermedad.

Fue al ver a mis pacientes cuando entendí la importancia crucial de la prevención. Sí, mi formación como médico había sido interesantísima y me había enseñado a curar enfermedades, pero sentía que no era suficiente. Empecé a pensar que este gran sistema sanitario hacía mucho, pero que obviamente había algo que se le escapaba a la hora de atajar las causas que nos enferman.

Como soy curioso, comencé a investigar sobre muchos temas de salud que no había tratado en la universidad y que incluso chocaban con mi formación. Leí sobre alimentación, sobre ejercicio, sobre descanso, sobre estrés... Entonces, todo empezó a encajar. Me di cuenta de que había encontrado la pieza que faltaba en la perspectiva sobre la salud que siempre me habían enseñado. Mi formación académica me permitió cotejar todo tipo de noticias con estudios científicos y con nociones médicas básicas. Y comprendí que, a pesar de lo que yo creía (y de lo que el sistema priorizaba), en muchos de estos temas hay tanta investigación y evidencia como en otras áreas de la medicina. Gracias a todo eso tomé conciencia de algo fundamental: **hoy día, el principal motivo por el que enfermamos es que nuestro estilo de vida contradice lo que nuestro cuerpo y nuestro corazón esperan de nosotros.**

Desde entonces, en cierto modo, pienso que mi trabajo como cardiólogo es arreglar las consecuencias de un mal estilo de vida. Me paso los días abriendo y reparando arterias obstruidas por los malos hábitos de mis pacientes, unos malos hábitos que no existirían si la cardiología y la medicina en general consistiera más en prevenir que en tratar. Si hubiera mucho más conocimiento, educación y conciencia, pero tanto dentro como fuera del sistema sanitario. **Por un lado, todos debemos entender que la salud se trabaja, que la salud se gana día a día. Por otro, los**

médicos en particular debemos aprender el potencial que tiene la prevención.

Me propuse intentar mejorar esto, así que empecé a dar charlas para el personal sanitario del hospital en el que trabajaba en ese momento, pero tuvieron escasa aceptación. Incluso llegué a proponerle a la directiva de la sociedad española de una especialidad muy importante que para su congreso nacional contaran con una mesa redonda dedicada al ejercicio físico y otra dedicada a la nutrición, pero mi propuesta fue desestimada. Me di cuenta enseguida de que la lenta maquinaria del sistema sanitario tardaría mucho tiempo en aceptar que, para combatir las enfermedades cardiovasculares, es necesario un cambio integral en el estilo de vida, y no solo poner parches en forma de operaciones y pastillas. No podía quedarme de brazos cruzados. En lugar de eso, decidí actuar.

En diciembre de 2019, abrí un centro de rehabilitación y fortalecimiento cardiovascular que se encuentra en Ciudad Real. Allí tratamos a pacientes que han sufrido enfermedades cardiovasculares o que tienen alto riesgo de sufrirlas y nos dedicamos a reeducarlos en cuanto a su alimentación y sus hábitos de ejercicio físico, y a afrontar la enfermedad desde un punto de vista psicológico y médico. Les enseñamos a vivir con salud, a huir de comportamientos que contribuirán a hacerles enfermar. La rehabilitación cardiaca solo llega a entre el 3 y el 5 por ciento de los pacientes que la necesitan y, en mi opinión, no suele ser óptima. Por eso quise crear un centro donde profesionales muy sensibilizados nos esforzamos para trabajar con excelencia y nos centramos en que los pacientes hagan entrenamiento de fuerza y de mayor intensidad, que son más eficientes para la recuperación completa del cuerpo y del corazón que andar e ir en bici.

Creo que debería haber muchos más centros así por todo el mundo —lugares donde se hiciera entrenamiento combinado de fuerza y de mayor intensidad—, pero por desgracia son casi inexistentes. Por ello, en la actualidad estoy a punto de abrir otro centro en mi ciudad, Murcia. En realidad, en España los recursos al alcance de los pacientes con enfermedades cardiovasculares son poquísimos. A la mayoría de los pacientes, junto con sus recetas de tratamiento, se les da el alta con unas recomendaciones muy básicas que poco ayudan a la hora de prevenir recaídas. Estoy convencido de que si las enfermedades cardiovasculares son la primera causa de muerte es en parte porque el sistema sanitario no prioriza la reeducación de los pacientes.

Por eso, y porque estoy seguro de que el conocimiento puede salvar vidas, decidí contárselo al mundo. En 2020 abrí mi cuenta de Instagram @doctorabellan para divulgar sobre salud desde esta perspectiva más integral. Allí comparto contenido para concienciar y enseñar por qué la alimentación, el ejercicio físico y, en general, los hábitos son la clave para tener una vida sana, activa y larga. Me hace muy feliz que las redes sociales me permitan ayudar a la gente a prevenir y a mantener a raya la enfermedad crónica (hago divulgación sobre la enfermedad del corazón, pero también sobre el cáncer o las enfermedades mentales, entre otras). Pero no solo eso: las redes me permiten seguir difundiendo la idea de lo que es para mí la verdadera salud.

Tradicionalmente se ha definido la salud como la ausencia de enfermedad, pero esta definición es insuficiente. Entre tener una afección clínica (es decir, que dé síntomas) y vivir en plenas capacidades físicas, mentales y sociales, hay mucha distancia y, sobre todo, varios grados. Es decir, es posible que no sufras ninguna enfermedad pero que tampoco tengas un buen estado de salud. Por eso, desde hace unos años se suele definir la salud como un estado de bienestar físico, mental y social pleno. Esta definición me parece más acertada que la primera, pero creo que aún hay que ir más allá. No debe definirse la salud como un estado de bienestar, sino como un estado de armonía plena física, mental, social y también de conexión ambiental (porque vivimos conectados al medio ambiente) y espiritual, sean cuales sean tus creencias (o incluso si no las tienes). **Para mí la salud es un estado de bienestar y armonía plena física, mental, social, ambiental y espiritual en el cual nuestro cuerpo, nuestra manera de pensar y nuestras relaciones sociales funcionan de manera óptima y no solo no nos enferman, sino que se engranan tan bien que perpetúan un estado de funcionamiento óptimo o de bienestar total.**

Llegar a este estado de salud es más simple de lo que parece, aunque requiere un esfuerzo: debes adecuar tus hábitos y tu estilo de vida a lo que tu cuerpo y tu corazón esperan de ti. En la actualidad, vivimos en contra de nuestra biología: vamos en coche a todas partes, comemos supuestos alimentos creados en laboratorios, nos aislamos en lugar de vivir en comunidad, vemos series hasta las tantas antes de ir a dormir... y todo esto molesta tan profundamente a tu corazón y al resto de tus órganos que se rebelan contra ello. Es así como surgen muchas enfermedades, no solo las cardiovasculares.

En las siguientes páginas veremos punto por punto cuáles son los pilares con los que tendrás el corazón en plena forma y, en general, una salud de hierro. Porque **con este libro me gustaría que aprendas cómo es un buen estilo de vida capaz de conseguir que estés el mayor tiempo posible no solo sin sufrir ninguna enfermedad, sino gozando de un estado de salud óptimo.** Para empezar, entenderás, entre otras cuestiones, lo que tu cuerpo necesita para que estés sano, por qué nuestra desadaptación al ambiente causa enfermedades, qué hacen exactamente las pastillas y qué significa en verdad tener ciertas enfermedades o condiciones. A partir de aquí descubrirás los pilares que te ayudarán a vivir según lo que tu corazón y tus genes esperan de ti, y que tienen que ver con la alimentación, el movimiento, el descanso, la ausencia de estrés crónico y la conexión con tu planeta y las personas que te rodean. Aprenderás a integrar las claves de cada una de estas esferas de tu salud según lo que es más natural y está en mayor armonía con tu genética, que es tu esencia. Verás que es algo que puedes hacer por ti mismo.

Si cada día veo a pacientes con problemas en las arterias y el corazón es porque no conocen las bases de su salud, y no comprenden que de sus actos depende la probabilidad que tienen de enfermar. Y si no se han cuidado es porque no saben qué significa cuidarse o tener un buen estilo de vida. **Falta demasiada educación en salud, y este libro es un intento para que entiendas de una vez por todas qué es cuidarte. El sistema sanitario no lo va a hacer por ti.** Como decía al principio de esta introducción, el aparato sanitario está montado para tratar, y el sistema tardará demasiado tiempo en virar hacia la prevención. No sabes si este cambio llegará demasiado tarde para ti. Toma el control de la situación. Si aprendes a prevenir, no tendrán que curarte. Además, te sentirás mejor que nunca. ¿Empezamos?

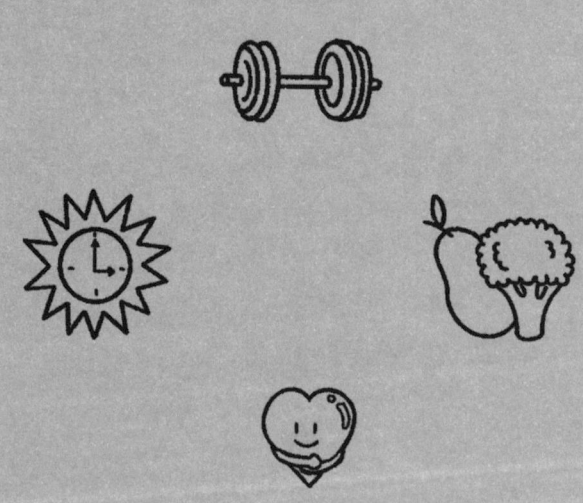

Entiende cómo funcionas

Durante los años que he trabajado como cardiólogo he conocido a miles de pacientes. A lo largo de este libro hablaré de algunos de ellos y quizá, si llegan a leerme, se reconocerán en estas páginas. Me gustaría empezar con Roldán, ya que es un fiel reflejo de lo que ocurre a diario, de lo que mata a una de cada tres personas en el mundo. Tal vez creas que te queda lejos, pero Roldán representa a la sociedad de la que formas parte y puede estar más cerca de ti de lo que piensas.

Roldán es un hombre de cuarenta y cinco años que lleva una vida relativamente normal. Trabaja como fontanero, sale a caminar con su mujer los fines de semana y come de todo. No es un gran bebedor, pero le gusta tomarse su cerveza o su copita de vino con la comida todos los días, y los fines de semana hace alguna excepción más. Ha fumado mucho durante años, pero ahora sabe que el tabaco no es bueno y ha conseguido reducir sus cigarrillos diarios a dos o tres.

Un sábado por la noche, mientras está cenando con sus amigos en un restaurante, Roldán nota una molestia en el pecho. Es una sensación totalmente nueva para él, pero prefiere no decir nada. «Esta mañana me ha dado un tirón», piensa, tratando de no preocuparse. Por la mañana ha hecho algo de ejercicio y está convencido de que el dolor tiene un origen muscular. Pero varias horas después, a la una o a las dos de la mañana, el dolor persiste y Roldán no puede dormir, así que despierta a su mujer y deciden ir al hospital.

En el hospital la cosa va rápido. Sospechan que tiene un infarto, así que le hacen un cateterismo urgente y le implantan un stent en una arteria coronaria, las arterias del corazón (un stent es un muelle diminuto que sirve para abrir los vasos sanguíneos cuando están cerrados). Tras la intervención, Roldán se queda hospitalizado en planta un par de días, después de los cuales se va a casa con un montón de medicación que tomar y con las instrucciones de no fumar, seguir una dieta mediterránea y salir a andar. Ha tenido mucha suerte: en el hospital le han salvado la vida y casi no ha tenido secuelas. De hecho, en las siguientes revisiones comenta que se toma la medicación a rajatabla, que ha dejado de fumar, que sale a caminar una hora cada día y que se encuentra muy bien. Roldán ha escarmentado y está dispuesto a seguir las recomendaciones de los médicos para no volver a poner en riesgo su salud.

Pero, al cabo de un par de años, Roldán va a buscar a su nieto al colegio y vuelve a notar aquella molestia tan característica en el pecho. Por suerte, esta vez ya sabe de qué se trata y se dirige enseguida al hospital, donde le confirman que ha vuelto a sufrir un infarto. Le encuentran una obstrucción en la otra arteria coronaria, y en este caso le tienen que poner dos stents más. «Qué mala suerte», piensa Roldán. No entiende cómo es posible que haya vuelto a sufrir un infarto... con lo bien que tenía el colesterol gracias a la medicación, con lo constante que es para tomarse las pastillas y sin haber vuelvo a probar un cigarrillo. «Qué mala suerte», le dicen los médicos, y añaden que lo estaba haciendo todo bien y que debe seguir cuidándose tal como acostumbraba desde el primer infarto.

Cuando, tres años después, el dolor en el pecho le sorprende de nuevo y termina en el hospital por tercera vez, es muy difícil seguir creyendo que lo que le ocurre se debe simple y llanamente a la mala suerte. En lugar de esto, le queda claro que sufre una enfermedad del corazón y que el temido dolor puede contraatacar en cualquier momento. Ahora, Roldán vive con miedo, se considera una persona débil y sufre con el temor de que le sobrevenga una desgracia de un momento a otro y no vuelva a ver a los suyos.

La historia de Roldán no es anecdótica. Todos los cardiólogos conocemos a muchos pacientes así. Es verdad que la mayoría de los reincidentes no suelen hacer las cosas bien, pero esta historia puede considerarse, por desgracia, frecuente. Roldán cree que le ha tocado una cruz y que debe resignarse a soportar su peso, pero en realidad puede hacer mucho por su salud. Y es que las indicaciones que le han dado no son las más eficaces para prevenir una recaída. A Roldán no se le ha educado de la mejor manera en la prevención del infarto. En todos mis pacientes se da una mezcla de varios factores que les impiden prevenir eficazmente la enfermedad y evitar las recaídas. Una mala alimentación, así como la falta de ejercicio, un descanso deficiente, el estrés o el aislamiento social y sus consecuencias pueden estar causando y alargando la enfermedad cardiovascular, y, si estos factores no se modifican, las recaídas pueden producirse con mucha más frecuencia.

Por eso es importante que entiendas cómo funciona tu cuerpo, ya que la prevención es la medicina más eficaz. Y por eso en esta primera parte del libro te hablaré sobre ti y sobre tu cuerpo. Comprenderás qué necesita tu corazón y cómo funcionas por dentro. También descubrirás lo que realmente significa, por ejemplo, tener un poco de barriga o pasar demasiado tiempo en el sofá, entre otros muchos aspectos a los que a menudo no prestamos la atención que merecen. Tras estas primeras páginas, entenderás que hay algunas recomendaciones que son fundamentales, y no caprichos. Habrás empezado a mirarte como te mira tu corazón.

1
CONOCE TU CUERPO

Genética versus realidad: las tristes consecuencias de nuestra desadaptación al ambiente

Tus genes y tú
Eres la expresión de tus genes. Tú, tu corazón y todo tu cuerpo lo sois. Durante millones de años, la vida se ha abierto camino en la Tierra y ha encontrado en el código genético la clave para perpetuarse. Los genes son, en cierto sentido, el lenguaje de la vida. Así, el material genético, que se almacena en forma de ADN, es una cadena de información que está en el núcleo de todas las células de todos los seres vivos de nuestro planeta, desde el insecto más diminuto hasta la ballena más colosal, pasando por las flores, los árboles, las bacterias, las aves y, por supuesto, el ser humano. El ADN determina nuestra forma, nuestro color, si tenemos manos, alas cubiertas de plumas o escamas... Es un elemento minúsculo de nuestras células que se encarga de transmitir toda la información que necesitamos para funcionar como seres vivos. Parece mentira que este lenguaje, que es el más importante de todos los que existen, se componga solo de cuatro «bases nitrogenadas» —guanina, citosina, adenina y timina—, representadas por cuatro letras: G-C-A-T.

Todos los seres vivos comparten estas cuatro letras, pero a pesar de eso no hay dos seres humanos iguales (a excepción de los gemelos, claro). Esta es la belleza de la genética: todos estamos hechos con el mismo lenguaje, pero a la vez somos únicos (y quien no lo es, a cambio, tuvo la suerte de tener compañía mientras crecía en la barriga de su madre). La cuestión es que cada persona tiene una combinación única de ADN, que es un código creado gracias a la sabiduría, la experiencia y la delicada mano escultora de la vida. Por eso, eres la expresión de tus genes. Eso te convierte en el guardián o la guardiana de un tesoro irrepetible que solo tú contienes y que te permite crecer, desarrollarte, relacionarte y reproducirte. Además, el ADN también es el encargado de protegerte y de brindarte salud para cuidar de los tuyos incluso cuando te haces mayor.

Ahora bien, **ser el resultado de un código genético que lleva millones de años desarrollándose en la Tierra va unido a una serie de condiciones**. Son las «leyes de la vida». Estas reglas son inherentes al hecho de que seas el resultado del ADN. Y, si quieres vivir bien, debes conocerlas y respetarlas:

LAS LEYES DE LA VIDA SEGÚN EL ADN

1. **El código genético se adapta, se especializa y mejora.**
   Cada ser vivo es un ensayo llevado a cabo por el ADN para perpetuarse y ser mejor, y por ese motivo el ADN de una persona es distinto al de sus progenitores y sus descendientes. Todos los seres vivos del planeta hemos evolucionado desde el mismo eslabón común. Toda la biodiversidad co-

nocida es fruto de la especialización del material genético. Pero, si bien las especies son ejemplos de esta especialización, también dentro de una especie el código genético evoluciona, se especializa y mejora; se adapta. Seguramente te suene que hay mucha gente que es intolerante a la lactosa. Es un buen ejemplo de esto, pues, en realidad, la tolerancia a la leche en la edad adulta se debe a la persistencia de la lactasa, la enzima que digiere a la lactosa. Hace varios miles de años, en la fría Europa, quienes podían digerir la leche de vaca presentaban una ventaja frente a los demás. Somos hijos de estos ancestros y por eso la mayoría somos capaces de tolerar la leche en la edad adulta.

2. **Para adaptarse, especializarse y mejorar, el código genético se sirve del ensayo-error.** El código genético hace pruebas para comprobar qué combinación tiene el mejor resultado. Si somos todos distintos es precisamente porque somos una prueba de que el material genético mejora. La evolución juega a reorganizar el lenguaje de la vida para encontrar en cada momento al individuo más adaptado. Por eso te pareces a tus padres, pero no demasiado.

3. **Estás aquí de paso.** Eres uno de los muchos pasos intermedios que el ADN necesita para perfeccionarse. Así como llegaste, te irás. La inmortalidad tiene poco sentido para la evolución. En esta vida física, es tan seguro que naciste como que morirás. Y, durante tu vida, tienes toda una maquinaria para expandir e intentar perfeccionar tu especie, que, te guste o no, es tu apuesta por jugar a esto que llamamos vida.

4. **Estás aquí para vivir bajo las condiciones en las que se ha esculpido el código.** Tu cuerpo está diseñado para vivir en colaboración con tu código genético. Si cogiésemos a un humano de hace veinte mil años y lo trajéramos al 2023, probablemente no notaríamos demasiada diferencia en el físico ni en las capacidades lingüísticas o de pensamiento. Sin embargo, lo más seguro es que enfermara pronto, porque no podría hacer frente a las enfermedades infecciosas que ahora nos rodean. Una gripe actual no nos hace daño, pues somos los descendientes de los que las superaron. De igual modo, tus genes te han hecho para que vivas de manera óptima en el ambiente para el que se adaptaron. Hoy, el problema es que nuestro ambiente ha cambiado muy rápido, demasiado para que nuestros genes hayan podido adaptarse a él.

5. **Cuando convivas en armonía con tu ambiente, vivirás lo mejor posible.** Si vives en un ambiente para el que tu código genético está adaptado, todo tu cuerpo y tu salud funcionarán de manera óptima. Si ponemos a un oso polar a vivir en el desierto se enfrentará a muchos problemas; no obstante, si vive en un clima frío tendrá más oportunidades de sobrevivir. Por eso no puedes vivir bajo el mar si no tienes branquias ni volar si no tienes alas.

Y es que tu código genético y, por ende, tu cuerpo es más complejo de lo que quizá te imaginas. Todos tus órganos funcionan a la perfección cuando reciben los estímulos adecuados. Están hechos de tal forma que constituyen un sistema extremadamente delicado, pero muy bien entrelazado. Por ejemplo, un mal funcionamiento del hígado debido al abuso del alcohol tiene repercusiones en órganos como el corazón, el cerebro o los riñones. Si tu bazo funciona mal, tu sistema inmunitario se resentirá y será más fácil que sufras una infección en otros órganos, porque el bazo es necesario para la producción y mantenimiento de células del sistema inmune. Un mal funcionamiento del sistema nervioso, por una infección, puede terminar afectando al funcionamiento de la vista o el intestino, o a la movilidad de un pie. Todo está conectado, y por eso tu estilo de vida puede acarrear un mal funcionamiento de tu cuerpo. Porque, **si tu cuerpo recibe lo que necesita, trabajará de manera óptima mientras deba hacerlo, y cuando tenga la oportunidad de descansar se reparará y se preparará para el día siguiente. Pero, si tu cuerpo no recibe lo que necesita, funcionará peor, disfuncionará y enfermará.**

En el mundo actual, donde prima la comodidad, tus genes se encuentran descolocados, perdidos. Ni la alimentación, ni el movimiento, ni el descanso o el tipo de relaciones sociales que tenemos son lo que nuestros genes necesitan. Sufrimos una desadaptación al ambiente que nos rodea.

La desadaptación al ambiente

Quizá creas que esto no es tan grave. Que, en realidad, comparados con el ser humano de hace miles de años, tenemos mucha mejor salud y hemos aumentado nuestra esperanza de vida. Esto es cierto, pero con algunas salvedades. Hoy día la esperanza de vida es mayor que hace miles de años, pero no porque en aquel momento las personas murieran a los treinta y cinco o cuarenta años con aspecto de ancianos, como se suele creer. Entonces ¿por qué se dice que la esperanza de vida rondaba los cuarenta años? La respuesta es que por aquel entonces la mortalidad infantil era altísima debido a las enfermedades infecciosas que ahora hemos superado gracias a los antibióticos y las vacunas. Así que, cuando calculamos matemáticamente la esperanza de vida de hace miles de años, en cierto modo la alta mortalidad infantil «penaliza» el cálculo a la baja. Pero las personas que sobrevivían hasta la edad adulta podían vivir hasta la vejez. Desde que el ser humano ha vivido en grupo, siempre ha habido personas mayores: abuelos, bisabuelos y hasta tatarabuelos.

Si esto no te convence, puedes fijarte en lo que hemos aprendido de las poblaciones de cazadores-recolectores que mantienen su forma de vida ancestral en la actualidad, es decir, que viven principalmente de los frutos que recogen y de la carne que cazan. Una de estas poblaciones fue protagonista de uno de los estudios cardiovasculares más curiosos y sorprendentes realizados hasta la fecha. Son los t'simanes, un pueblo originario de la Amazonia boliviana. En este estudio, un grupo de investigadores occidentales visitaron ochenta y cinco aldeas t'simanes para analizar la salud de más de setecientos adultos de entre cuarenta y noventa años de edad. Les realizaron un examen físico, un electrocardiograma, una analítica e incluso un escáner de las arterias coronarias, las del corazón. Los resultados fueron muy reveladores. Prácticamente ninguno de los más de setecientos adultos analizados tenía hipertensión, colesterol alto, diabetes ni obesidad. Además, la calcificación de las arterias coronarias era como la de la población media occidental... veinte o treinta años más joven. No sabían lo que era un infarto de corazón.[1]

¿Son los t'simanes genéticamente superiores a las poblaciones occidentales? ¿Están protegidos frente a la enfermedad? La respuesta a las dos preguntas es no: su cuerpo es muy parecido al tuyo y no gozan de ninguna protección especial. Pero sí que hay algo que hacen de forma muy distinta a ti: su estilo de vida es radicalmente opuesto al tuyo. Y es muy posible que ahí radique el problema de las sociedades occidentales. Mientras que cada día los t'simanes recorren kilómetros y kilómetros para conseguir comida, tú la sacas de la nevera. Mientras que ellos necesitan realizar un esfuerzo físico para cazar, tú descansas en el sofá viendo alguna serie de Netflix. Mientras que ellos duermen al caer la noche, tú aguantas pegado a alguna pantalla.

Y es que si tus genes son la base, los cimientos de todo tu cuerpo, tu estilo de vida es el modo en el que se comunican con el ambiente, permitiéndote respirar, latir y existir. Y precisamente por eso sabemos que tus hábitos influyen en tu salud mucho más que tu genética, porque tus hábitos son las ruedas que permiten rodar a tu ADN. Tu estilo de vida puede incluso modificar la expresión de tus genes para bien… o para mal. Cuando calculamos el peso de cada factor, la genética puede determinar una enfermedad en aproximadamente un 25 por ciento, mientras que tu estilo de vida lo hace en un 75 por ciento. En la mayoría de las ocasiones, creer que enfermedades como la hipertensión o un posible infarto es lo que «te toca por herencia» es negar la realidad.

Abre los ojos. En la actualidad, **lo que nos está matando lentamente es la discordancia que hay entre lo que le damos a nuestro cuerpo y lo que nuestro cuerpo nos pide.** Porque tú, en esencia, eres la apuesta de tus genes para ser el mejor ser vivo creado hasta la fecha. Y tus genes se han adaptado delicada y cuidadosamente a una forma de vivir y a un ambiente que, de repente, con la vida actual, es difícil de respetar. Así, tu cuerpo se desadapta, tu cuerpo enferma. Para evitar que esto ocurra, debes entender lo que tus genes esperan de ti.

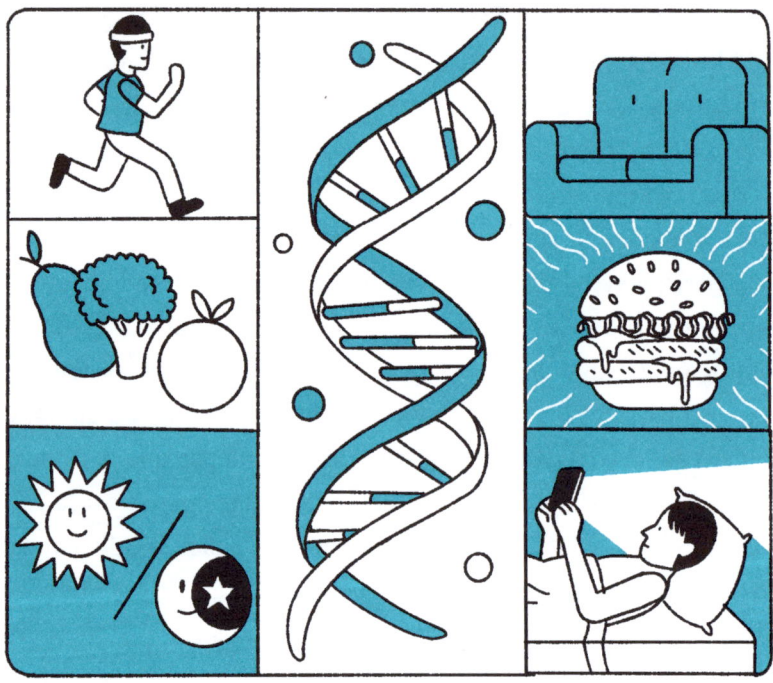

Figura 1: Tus genes y tu cuerpo se han adaptado a unos hábitos y circunstancias determinadas. Si les cambias las reglas del juego, no funcionan de manera óptima y tu cuerpo sufre las consecuencias.

¿Qué esperan tus genes de ti?

Conocer las leyes de la vida según el ADN te ayuda a mejorar tu forma de vivir, tus hábitos, para vivir más y vivir con salud. Y lo que tus genes esperan de ti es muy simple.

Que sobrevivas.

Que seas su mejor versión. La especie humana se ha desarrollado durante miles de años con unas condiciones que han cambiado bruscamente en muy poco tiempo. Ahora hay más comida disponible rica en calorías y sabores, tenemos menos necesidad de movernos y cada vez hay más distracciones que nos impiden descansar adecuadamente.

El problema es que, aunque el ambiente ha cambiado, tu genética y tu organismo no se han adaptado tan rápido, pues ello requiere su tiempo, que, en el idioma de la vida, se mide en muchas muchas generaciones. Tu genética, tu naturaleza, sigue adaptada a un mundo que ya no existe. Entonces, tus genes quieren que sobrevivas, pero ¿cómo?

1. En un medio con escasez de recursos, aliméntate de lo que te brinda la tierra.
2. En un medio que te exige que te muevas, muévete para cuidarte a ti y a los tuyos.
3. En consonancia con los ritmos de tu medio: sincronízate, vive de día y descansa por la noche.
4. Conecta con el planeta y con tus semejantes.

Y cuando no vives en consonancia con lo que tus genes esperan, tu cuerpo se desadapta y, poco a poco, aparece la enfermedad. De forma tan progresiva que ni siquiera te das cuenta. Incluso puedes llegar a confundir tu enfermedad con las consecuencias de ir cumpliendo años.

Pero el objetivo de este libro no es que te vayas a vivir a la Amazonia boliviana con los t'simanes y que tu ejercicio diario consista en cazar un puercoespín gigante. Existe un equilibrio. Puedes disfrutar de las comodidades que te brinda la vida occidental y aprender a optimizar tu salud incorporando pequeños hábitos o evitando otros. Este libro trata de cómo puedes lograr esto, de cómo puedes vivir conforme a tus genes.

Porque tu modo de vivir puede ayudar o perjudicar a tu cuerpo. Tus hábitos son lo que puede hacer que sea más o menos fácil que enfermes. La enfermedad más frecuente hoy día es la del corazón y el sistema cardiovascular, y también es la que más nos mata. Por eso, en el siguiente capítulo entenderás por qué tus hábitos influyen en la salud de tu corazón, que es el centro de tu cuerpo, y el sistema cardiovascular, que es el encargado de llevar el oxígeno y los nutrientes a todos tus órganos. Sabrás por qué **una buena salud cardiovascular es fundamental para tener una buena salud en general.**

2
EL CUERPO HUMANO ES UN TODO

El corazón es el motor del cuerpo, y el sistema cardiovascular, el mecanismo de comunicación entre sus partes

El sistema cardiovascular

El sistema cardiovascular lo comunica todo. A través de esta red de células y estructuras inmensas, la totalidad de tus células y tejidos reciben nutrientes, vitaminas y minerales, pero, sobre todo, oxígeno. El sistema cardiovascular realiza esta comunicación a través de una extensa red de capilares, que nacen de la bomba impulsora que es el corazón. Como curiosidad, te diré que la única parte del cuerpo que no recibe sangre del sistema cardiovascular son las córneas, esas membranas transparentes que hay en la parte de delante de los ojos y que se encargan de proteger el iris y las pupilas. Pues bien, tus córneas reciben nutrientes desde las lágrimas y el humor acuoso, que es un líquido que está en íntimo contacto con ellas.

Ha sido la ciencia la que ha demostrado la gran importancia del corazón. Veamos algunos **datos sobre el corazón** que nos ha regalado la ciencia:

- **El corazón está en el centro de nuestro cuerpo**, concretamente en el hemitórax izquierdo. No es casualidad que en el corazón nazca la arteria aorta (la más grande del cuerpo), de la que parten el resto de las arterias, que se van dividiendo y dan lugar a las pequeñas arterias, arteriolas y capilares que nutren a cada una de las células del cuerpo. Y al corazón van a parar todas las venas del cuerpo, que confluyen en dos muy importantes, las venas cavas, que se encargan de llevar la sangre al corazón.
- **El corazón late todo el tiempo.** Es un órgano que nunca para de moverse, tanto si estás durmiendo como si estás corriendo a toda velocidad. El corazón no descansa.
- **El corazón tiene un sistema eléctrico que controla la velocidad de los latidos.** Este sistema controla cuántas veces tiene que latir: en la mayoría de las personas, son unas cien mil o ciento quince mil veces al día, con una media de setenta veces por minuto. En total, unos cuarenta y dos millones de latidos al año y unos tres mil millones de latidos a lo largo de tu vida.
- **El corazón tiene una gran potencia.** Nuestro músculo cardiaco trabaja duro cuando estamos despiertos y cuando estamos dormidos, y lo hace con tanta fuerza que, si el corazón fuese una fuente, su potencia provocaría que la sangre alcanzara los diez metros de altura.
- **El corazón pesa entre 200 y 425 gramos.** El tamaño cambia en función de tu sexo y de tu estatura, pero oscila entre estos números.

TODOS LOS ANIMALES TIENEN EL MISMO CORAZÓN

El corazón de todos los animales con sistema circulatorio es esencialmente el mismo, en ocasiones con algunas adaptaciones, pero con los mismos componentes y funcionamiento. Lo que cambia, según la especie, es el tamaño y la velocidad de los latidos. Hay animales cuyo corazón solo podemos observar con microscopio, como el de la minúscula rana monte Iberia o el de la pequeña musaraña etrusca, que llega a latir mil doscientas veces por minuto (es decir, que multiplica por veinte las pulsaciones por minuto del ser humano). En el otro extremo está el corazón de la gigantesca ballena azul, que puede llegar a pesar media tonelada y late a la parsimoniosa velocidad de entre cuatro y ocho latidos por minuto.

Cuanto más pequeño es un animal, más rápido le late el corazón. Esto también le ocurre al ser humano, porque el corazón de un bebé late más deprisa que el de un adulto. Un recién nacido puede tener hasta ciento cincuenta latidos por minuto, mientras que la velocidad media de un adulto es de setenta latidos por minuto. Y es que la velocidad a la que un corazón bombea es inversamente proporcional al tamaño corporal. ¿Por qué? Principalmente por dos motivos: nuestros órganos tienen unos requerimientos de oxígeno determinados y, además, precisamos mantener una temperatura corporal constante. Cuanto mayor es el tamaño corporal, nuestras necesidades de oxígeno son relativamente menores por cada kilo de peso, y, a mayor tamaño, mayor es la capacidad para conservar la temperatura. Así, cuanto más pequeño es el animal, más necesidad relativa de oxígeno existe y más se disipa la temperatura, más se pierde. De modo que el cora-

> zón, que cuanto más grande es el animal mayor potencia tiene, no necesita latir tantas veces por minuto según aumenta el tamaño corporal. Por eso los latidos de los animales más grandes van más lentos y los de los animales pequeños, más rápidos.

¿Cómo funciona tu corazón? Se trata de un órgano que trabaja de forma parecida a un motor, ya que impulsa la sangre por las arterias y la recibe por las venas. Se divide en cuatro partes: la aurícula izquierda, la aurícula derecha, el ventrículo izquierdo y el ventrículo derecho. Las aurículas llenan de sangre los ventrículos, de los cuales están separadas por unas válvulas, y de los ventrículos nacen las arterias. Concretamente, del ventrículo derecho nace la arteria pulmonar y del ventrículo izquierdo nace la gran arteria de nuestro cuerpo: la aorta. El corazón se encarga de empujar la sangre contenida en las arterias, las venas y los capilares, que forman el sistema vascular.

Dicho de otra manera, **el corazón, las venas y las arterias forman un todo que se llama sistema cardiovascular** («cardio» por el corazón y «vascular» por los vasos sanguíneos). Quizá también hayas oído el nombre de «sistema cardiocirculatorio» («cardio» por el corazón y «circulatorio» por la circulación de la sangre). Los dos son correctos. Lo importante aquí es que el sistema cardiovascular o cardiocirculatorio no se puede entender sin el corazón. Ocurre lo mismo que con un río o con el motor de un coche: un río no tiene sentido sin la fuerza del agua, porque se secaría, y un motor no tiene sentido sin unos conductos que transporten la gasolina. Uno no es nada sin el otro.

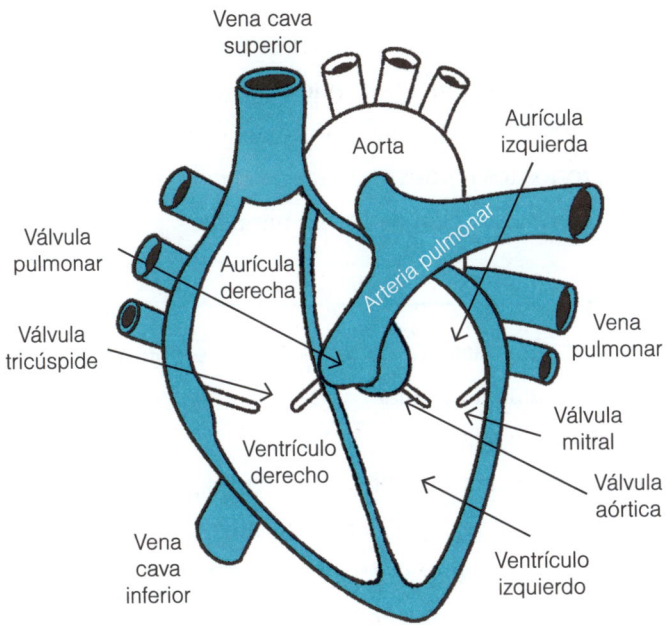

Figura 2: El corazón es un órgano complejo, con distintas cámaras que posibilitan el bombeo y la circulación de la sangre por todo tu cuerpo, manteniendo un flujo vital constante a todas tus células.

Gracias a tu corazón, la sangre llega a todas y cada una de tus células, órganos y tejidos. Esto es fundamental porque la sangre permite el transporte interno de nutrientes, electrolitos, oxígeno, dióxido de carbono, desechos celulares, hormonas y otras sustancias necesarias para el buen funcionamiento del cuerpo. Todas las cavidades del corazón son importantes, y se comunican entre ellas formando un circuito en serie que recibe la sangre del cuerpo y la impulsa hacia todas las partes del cuerpo para nutrirlo.

En general, para todos los mamíferos, el sistema circulatorio puede dividirse en dos partes: la circulación pulmonar y la circulación sistémica. La circulación pulmonar es la que transporta la sangre hasta los pulmones para que se oxigenen, lo cual hace posible la respiración. La circulación sistémica es la que distribuye la sangre oxigenada por todo el organismo, de manera que transporta los nutrientes, las hormonas y el resto de las sustancias hasta todos los tejidos y órganos del cuerpo. Estos dos tipos de circulación funcionan de forma paralela.

> En resumen, el sistema cardiovascular se compone de tres partes íntimamente ligadas:
> - Un fluido: la sangre.
> - Unos conductos: las arterias (que conducen la sangre), las venas (que la recogen) y los capilares (donde se produce el intercambio de oxígeno, nutrientes, hormonas...).
> - Un motor: el corazón, encargado de impulsar la sangre.

Gracias a la circulación de la sangre, **el sistema cardiovascular lleva a cabo varias funciones**, entre las que se incluyen:

- **Transporte** de sustancias y hormonas entre órganos, tejidos y sistemas.
- **Respiración.** Permite llevar oxígeno a todas las células del organismo y dióxido de carbono de vuelta a los pulmones para desecharlo, posibilitando así el intercambio gaseoso.
- **Nutrición.** Distribuye los nutrientes por todas las células del cuerpo.
- **Metabolismo.** Posibilita que las hormonas secretadas por ciertas glándulas alcancen el órgano al que deben llegar, y también facilita que algunas sustancias lleguen al hígado para ser metabolizadas allí.

- **Limpieza.** Transporta productos de desecho para que sean eliminados a través de la orina.
- **Defensa.** Protege a todo el organismo de agresiones de químicos y otros seres vivos. Para ello, hace circular a las células y anticuerpos del sistema inmune, cuyo objetivo es defendernos.

No lo subestimes: se trata de un sistema inmenso. Piensa que tus arterias se van dividiendo en capilares cada vez más finos, y todos esos capilares forman una red de más de ochenta mil kilómetros dentro de tu cuerpo. Eso es suficiente para dar la vuelta a la circunferencia de la Tierra dos veces. Y su función afecta a todos los órganos de tu cuerpo. Por eso, si tu sistema cardiovascular funciona de manera óptima, tu cuerpo estará equilibrado. Pero, si disfunciona o enferma (como, por ejemplo, al sufrir un infarto de corazón o en el caso de hipertensión arterial), tus órganos y tu metabolismo también disfuncionarán y enfermarán. Dicho de otra forma, **el cuerpo es un todo: si una parte se desequilibra, el resto sufrirá**. Sin embargo, si la parte que se desequilibra es el corazón, la disfunción será especialmente global y peligrosa debido a la influencia del sistema cardiovascular en todo tu cuerpo, de ahí que sea importante situar el sistema cardiovascular en un lugar principal dentro de nuestra concepción de la salud.

La disfunción o enfermedad del sistema cardiocirculatorio puede presentarse súbitamente y desencadenar un resultado fatal o, en el mejor de los casos, acabar en un susto muy grave que nos haga acudir a urgencias. Esta última situación no es la más frecuente. El sistema cardiovascular y el corazón suelen enfermar de forma progresiva, crónica. En este caso se produce una disfunción lenta, paulatina y silenciosa. Uno de los problemas más acuciantes del mundo actual es que no consideramos que esta disfunción sea una enfermedad o un problema serio. Y es que presentar alteraciones del colesterol, de la presión arterial o un exceso de grasa corporal en la mayoría de las ocasiones se interpreta como algo que en el fondo no es tan malo o, peor aún, como las consecuencias naturales de ir cumpliendo años. Quizá este sea uno de los motivos por los que la enfermedad del corazón se ha convertido en la primera causa de mortalidad.

¿La enfermedad del corazón ha estado siempre con nosotros?

Hoy, una de cada tres personas en el mundo muere por enfermedad del corazón.[2] Aunque solo sea una estadística, indica una probabilidad demasiado alta para creer que estás a salvo. Estos números pueden incluir a uno de cada tres amigos tuyos, a uno de cada tres familiares, y también pueden incluirte a ti. Solemos pensar que estas cosas nunca nos ocurrirán a nosotros ni a ninguno de nuestros seres queridos, pero, en el caso de las dolencias cardiovasculares, nada más lejos de la realidad. Quizá te sorprenda saber que esta alta prevalencia es algo muy nuevo: las enfermedades de corazón siempre han existido, pero nunca antes habían estado tan extendidas.

La enfermedad del corazón ha sido documentada desde hace siglos. El médico italiano Lorenzo Bellini describió por primera vez, en el siglo XVII, las petrificaciones de las arterias, que muy probablemente se correspondían con lo que hoy llamaríamos placas de ateroma calcificado. Pero el verdadero avance en el conocimiento de la patología cardiaca no tuvo que ver con estudiar el corazón de los muertos, sino el de los vivos: los corazones que aún latían. Esto ocurrió a principios del siglo XX, cuando el fisiólogo holandés Willem Einthoven inventó el electrocardiograma, con el que consiguió registrar la actividad eléctrica del corazón. Gracias a él tuvimos la posibilidad de valorar la patología interna desde el exterior, algo que hemos podido hacer con otros avances, como las analíticas y los rayos X.

En la década de los sesenta del siglo pasado, cuando el límite de lo que podía alcanzar el ser humano parecía infinito, la llegada del hombre a la Luna compartió protagonismo con el primer trasplante de corazón, que llevó a cabo el cirujano sudafricano Christiaan Barnard el 3 de diciembre de 1967. Por desgracia, el paciente, Louis Washkansky, falleció el 21 de diciembre del mismo año, aunque su muerte se debió a una neumonía. Pero este no fue el único hito de la medicina del siglo XX que tuvo que ver con el sistema cardiovascular. Este siglo también nos dio técnicas y herramientas que hoy salvan muchas vidas, como el primer baipás, la angioplastia coronaria y el desfibrilador automático implantable, entre otros inventos y hallazgos.

CURIOSIDADES DE LA HISTORIA DEL CORAZÓN

- En las cuevas de Altamira, en España, hay pinturas rupestres en las que aparecen mamuts y elefantes con el corazón marcado. Muy posiblemente fuera una forma de indicar a los cazadores dónde apuntar para abatir a los animales de forma certera.
- El primero en describir la anatomía del corazón fue Hipócrates, en la antigua Grecia. Pero algunos de los mejores dibujos de este órgano de antes del siglo XX son obra del

- genio renacentista Leonardo da Vinci, que consiguió trazarlos tras diseccionar el corazón humano de un fallecido.
- El primer marcapasos del mundo vio la luz en 1930 en Estados Unidos gracias al médico Albert Hyman, que inventó un dispositivo que funcionaba con una manivela y cuyos impulsos eléctricos se aplicaban directamente al pecho del paciente. Es muy diferente de los sofisticados, pequeñísimos e indoloros marcapasos de hoy día, que se implantan bajo la piel.

Lo cierto es que, **hasta bien avanzado el siglo XX, la enfermedad del corazón era muy poco frecuente**. Fíjate, te voy a contar una anécdota tan curiosa como relevante. En febrero de 1923 una prestigiosa revista de Boston (Massachusetts, EE.UU.) —*The American Journal of the Medical Sciences*— publicó el primer artículo de la primera serie de casos de infarto de corazón, algo novedoso y digno de destacar. En la introducción del trabajo, titulado «Trombosis de las arterias coronarias con infarto de corazón», su autor, Joseph T. Wearn, escribió: «La trombosis coronaria con infarto de corazón es una enfermedad que se suele clasificar dentro de las rarezas de la medicina. Se considera tan poco frecuente y de tan poca importancia que la mayoría de los libros sobre medicina ni siquiera la mencionan o simplemente le dedican un breve párrafo».[3]

En 1900 la enfermedad del corazón era la cuarta causa de muerte, por detrás de enfermedades infecciosas como la neumonía o la tuberculosis. Solo cuatro décadas después pasó a ser la causa de muerte más frecuente en los países industrializados, y durante el siglo XX su ascenso fue constante, sobre todo en dichos países. En la actualidad, es la causa principal de fallecimiento tanto en hombres como en mujeres. Como decía al principio de este capítulo, hoy día el 33 por ciento de las muertes se deben a las enfermedades cardiacas, según la Organización Mundial de la Salud. En total, 18,6 millones de personas mueren cada año debido a las enfermedades de corazón.[4] **El aumento de las dolencias cardiovasculares ha sido meteórico.**

EL INFARTO EN LA MUJER

Una idea extendida es que el infarto en la mujer es distinto al que sufre el hombre. En realidad, la mujer es tan vulnerable a la enfermedad cardiovascular como el hombre, de modo que el infarto es la principal causa de muerte para ambos, pero también es cierto que los síntomas con los que se presenta y el tipo de alteración específica que encontramos son distintos según el sexo.

Por un lado, en mujeres es más frecuente que el infarto se presente con síntomas atípicos. Por otro, en mujeres el dolor de pecho (síntoma principal del infarto) es menos específico, es decir, que otras condiciones o enfermedades lo presentan más a menudo que en el varón. Y, además, en mujeres solemos encontrar con mayor frecuencia que el infarto no se produzca por una obstrucción de las arterias del corazón. Quizá todo esto condiciona que un porcentaje mayor de mujeres que de hombres fallezca por infarto antes de llegar al hospital (un 52 por ciento frente al 42 por ciento en varones).

Y es que, si bien el dolor torácico es el principal síntoma de infarto tanto en hombres como en mujeres, en estas el infarto se puede presentar con mayor frecuencia como dolor en la espalda y en la mandíbula, náuseas, vómitos, dolor en la parte alta del abdomen o incluso una sensación de falta de aire y cansancio abrupto y excesivo. Además, se tiende a pensar que antes de la menopausia la mujer está protegida del infarto. Si bien esto es verdad hasta cierto punto, la protección de los estrógenos no es total y el infarto puede aparecer.

Quizá lo más importante es entender que **los factores de riesgo y los hábitos que conducen a la enfermedad cardiovascular son los mismos en hombres que en mujeres** y que ante la presencia de síntomas sospechosos —especialmente si hay malos hábitos o factores de riesgo— debemos estar alerta y buscar atención médica.

En 2020 la aparición del COVID-19 provocó una gran alarma social, y, aunque fue una reacción perfectamente lógica ante el surgimiento de una nueva enfermedad, aquella no fue ni de lejos la peor pandemia que hemos vivido en los últimos años. En realidad, la enfermedad del corazón se ha cobrado muchas más vidas que el virus de Wuhan aun durante los años de la pandemia. Es decir, incluso en 2020 y 2021, la enfermedad del corazón mató más que el COVID-19. En 2019, 18,6 millones de personas murieron de enfermedad cardiovascular, mientras que el 1 de enero de 2022, tras dos años de pandemia, el coronavirus había matado a 5,4 millones de personas. No es necesario hacer cálculos sofisticados para comprender cuál es aquí el verdadero problema. De hecho, hoy día la mortalidad de las enfermedades cardiovasculares es mucho mayor de lo que lo fue el COVID-19 en su mayor expresión. Es paradójico que la enfermedad del coronavirus transformara nuestra sociedad y que, con la mortalidad cardiovascular, ni nos inmutemos.

¿Qué ha ocurrido en los últimos cien años para que la enfermedad del corazón, que era prácticamente desconocida, se haya convertido en la primera causa de muerte en todo el mundo?

¿Qué es exactamente la enfermedad cardiovascular?

A mediados del siglo XX, cuando la enfermedad cardiovascular empezaba a coger los tintes de una epidemia, la comunidad médica intentó entender qué ocurría con el fin de buscar una solución eficaz. En aquel momento, lo que sabíamos era que aquellos que enfermaban sufrían episodios de dolor torácico brusco que, o bien provocaban la muerte temprana, o bien, tras la recuperación, dejaban al paciente con ese dolor de pecho crónico (lo que se llamó angina de pecho) o con signos y síntomas secundarios que evidenciaban que el corazón estaba debilitado, como cansancio, falta de aire o hinchazón en piernas. Además de estos síntomas, cada vez era más frecuente que ingresaran personas por infarto cerebral, por insuficiencia renal y por síntomas sugestivos de enfermedad arterial periférica, principalmente en las piernas. ¿Qué ocurría?

Las primeras pistas las dieron las autopsias de los pacientes fallecidos, y los investigadores se dieron cuenta de un detalle curioso: **en la mayor parte de las muertes de origen cardiaco se encontraron obstrucciones o trombos en las arterias del corazón.** Sobre ellas, en la pared de las arterias, siempre había lo que más tarde se llamarían placas de ateroma o ateroscleróticas, que son una especie de endurecimientos. Además, las personas que morían por otra causa que aparentemente no tenía nada que ver con el corazón, como un accidente cerebrovascular o una enfermedad renal, también solían tener placas en las arterias del corazón. ¿Eso tenía sentido? Sí, y lo sigue teniendo.

Si hay placas en la pared de las arterias, el flujo sanguíneo hacia un territorio se compromete, lo que perjudica el funcionamiento de ese órgano. Además de dificultar el flujo de manera crónica, en algunos casos parecía que estas placas podían romperse y provocar la formación de un trombo que dejara al órgano diana directamente sin flujo.

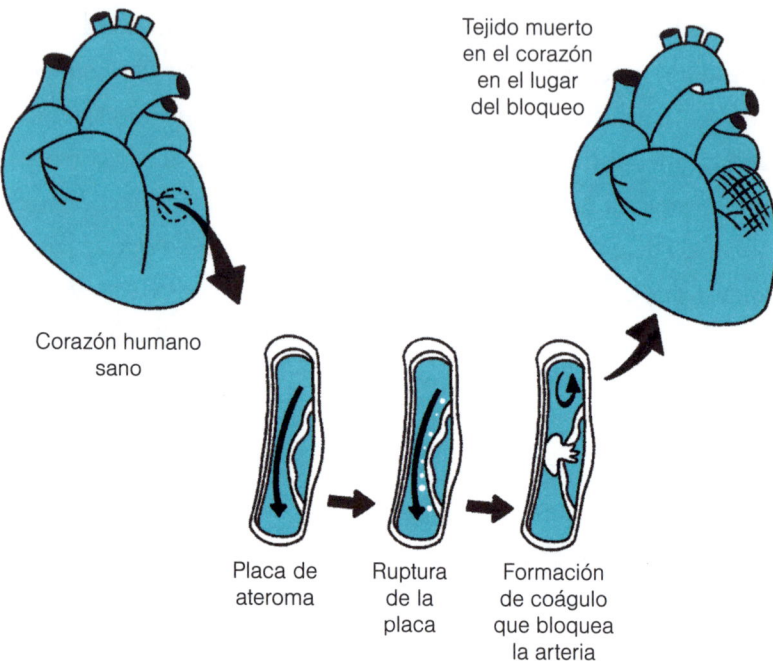

Figura 3: Las placas de ateroma obstruyen y dificultan el flujo sanguíneo, pero además se pueden romper y provocar la formación de un trombo que directamente ocluya la circulación, con lo que generarían un infarto (muerte celular) en el órgano que es nutrido por esa arteria, al quedarse sin flujo, nutrientes y oxígeno de repente.

Pero las placas de las arterias no solo obstruyen y dificultan el flujo sanguíneo. Si existen, tus arterias se engruesan y se vuelven rígidas, y esto las enferma. En condiciones normales, tu corazón y tus vasos sanguíneos no son tuberías estáticas, sino una parte viva de tu cuerpo, con una serie de propiedades que permiten su función. Una de estas propiedades es la elasticidad y distensibilidad. Con esta capacidad las arterias pueden distenderse y volver a su tamaño original, y es precisamente por esto por lo que la presión arterial tiene dos valores, uno más alto y otro más bajo. Piénsalo: si las arterias fuesen totalmente rígidas la presión sería siempre la misma. Y esto no es algo caprichoso, pues permite que todas tus células reciban un flujo constante de sangre, a pesar de que el corazón late mediante bombeo. Con la contracción del corazón, también llamada sístole, tus arterias se dilatan y en ese momento «almacenan» más cantidad de sangre. Gracias a su elasticidad, vuelven a su tamaño original y es así como impulsan la sangre que habían almacenado. Por eso el flujo final es continuo, a pesar de que el corazón funciona con un bombeo intermitente. El sistema cardiovascular es una maravillosa obra de ingeniería.

¿Y por qué los pacientes con enfermedad del cerebro o de los riñones presentaban placas en las arterias del corazón? Recuerda: el cuerpo es un todo y el sistema cardiovascular es global. Por eso, cuando enferman tus arterias, las alteraciones se dan en todo tu cuerpo. Pero la enfermedad de las arterias se manifiesta especialmente en los órganos con mayor necesidad de oxígeno y flujo vascular, y también en aquellos especialmente sensibles. Los órganos con mayor necesidad de oxígeno son el corazón y el cerebro. Los riñones no extraen tanto, pero solo ellos reciben el 25 por ciento del flujo vascular, lo que es una barbaridad. Por eso **la enfermedad de las arterias se manifiesta sobre todo en el corazón, el cerebro y, de manera más silenciosa, en el riñón** (porque en el caso de los riñones no aparecen síntomas hasta que su función está muy muy dañada). Otros órganos que también se ven más expuestos a la enfermedad vascular son el hígado y las vísceras abdominales, y los ojos, aunque su manifestación clínica es menos frecuente, precisamente por su tamaño, muy grande en el primer caso y muy pequeño en el segundo. También es muy frecuente en las piernas, porque allí llegan las arterias más largas de nuestro cuerpo, pero las consecuencias clínicas son menos limitantes que en el corazón o cerebro.

Volvamos a mediados del siglo XX, a aquel momento en que la comunidad médica descubrió que la enfermedad parecía venir de un problema común, ese engrosamiento en forma de placas en la pared de las arterias que llamaron placas de ateroma, placas ateroscleróticas o placas de colesterol, debido a que, vistas con el microscopio, parecían presentar un alto contenido de cristales de colesterol. Estas placas causaban tal engrosamiento de la pared arterial que por la arteria se comprometía el flujo sanguíneo. Ocasionalmente, esa placa se rompía y exponía su contenido a la luz arterial (es decir, el espacio de dentro de la arteria), lo que daba origen a un trombo que terminaba obstruyendo totalmente la arteria y provocaba así un infarto, que es la muerte del tejido que deja de recibir sangre y, por tanto, oxígeno y nutrientes. Una vez que la comunidad médica lo descubrió, se desató un interés sin precedentes por investigar qué era lo que causaba esta enfermedad hasta entonces casi desconocida. Como la placa aterosclerótica está compuesta por grasa y colesterol, parecía probable que un nivel alto de colesterol en sangre fuese el origen de la formación de la placa de ateroma. Esto propició que la comunidad médica empezara a interesarse por el colesterol, algo nunca visto hasta entonces.

Efectivamente, por nuestro sistema circulatorio viaja, entre muchísimas otras cosas, colesterol. Para entender la aterosclerosis, que es como se llamó al proceso por el cual se forman las placas de ateroma, es importante saber que el colesterol no se mueve libre por la sangre, sino que necesita ser transportado por las llamadas «lipoproteínas». Así, cuando medimos el colesterol total, en realidad hacemos referencia al colesterol contenido en una combinación de diferentes transportadores o lipoproteínas; las principales son las lipoproteínas de muy baja densidad (*very low-density lipoprotein*, VLDL), las lipoproteínas de baja densidad (*low-density lipoprotein*, LDL) y las lipoproteínas de alta densidad (*high-density lipoprotein*, HDL).

Seguramente hayas oído decir que hay un colesterol «malo» y uno «bueno». Esto no es así, porque el colesterol, en condiciones fisiológicas, es, simplemente, necesario. Sin colesterol no existiría la vida tal como la conocemos. Tu cuerpo necesita colesterol para funcionar adecuadamente, pues es clave para la producción y el mantenimiento de nuestras células (ya que forma parte de la membrana celular) y de nuestro sistema nervioso, y también para la síntesis de diversas hormonas y algunas vitaminas, entre otras funciones.

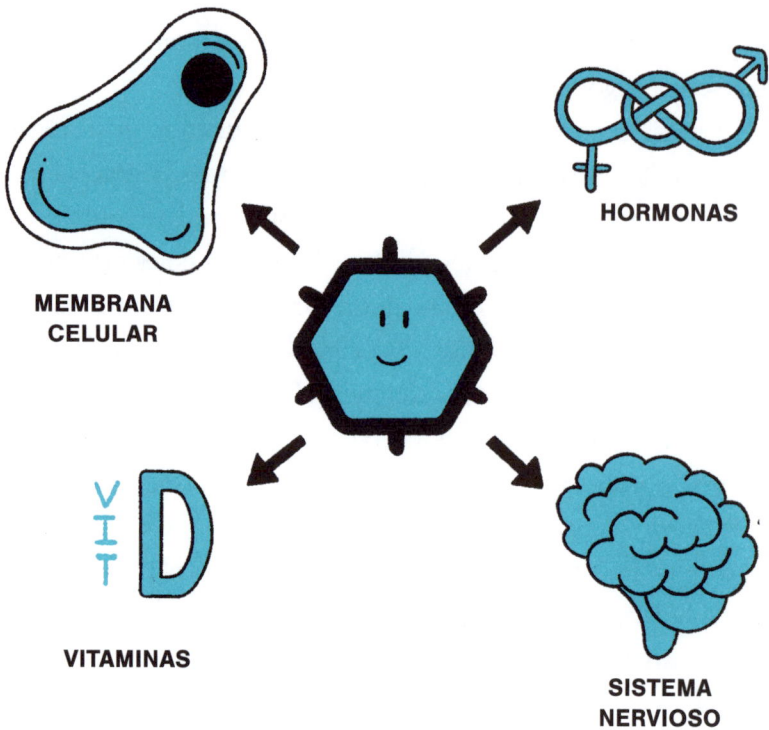

Figura 4: El colesterol es necesario para múltiples funciones de tu cuerpo.

Entonces ¿por qué está tan extendida la idea de que existe un colesterol «bueno» y un colesterol «malo»? La respuesta, paradójicamente, viene de la propia ciencia. En la década de 1950, un gran patólogo, Richard Tracy, comprobó que las lesiones ateroscleróticas estaban formadas principalmente por LDL o lipoproteínas de baja densidad, pero no por HDL o lipoproteínas de alta densidad. Esto ocurre porque la pared arterial es rica en una sustancia, el condroitinsulfato, que ejerce una atracción electrostática hacia un componente de las LDL (la apoproteína B-100), de modo que las LDL tienen una gran afinidad por la pared arterial. Sin embargo, ocurre todo lo contrario con las

HDL, cuya presencia en la placa ateromatosa es nula. Tras este descubrimiento, numerosos estudios científicos han demostrado que, a menor nivel de LDL, menor probabilidad de desarrollo y crecimiento de placas de ateroma, algo que no ocurre con el HDL. Por eso el LDL se considera una partícula perjudicial (colesterol «malo») y la HDL, una beneficiosa (colesterol «bueno»); no obstante, en realidad y en términos fisiológicos ambas partículas son fundamentales para el funcionamiento de tu cuerpo, dado que el LDL se encarga de transportar el colesterol del hígado a los tejidos periféricos y el HDL lo transporta de los tejidos periféricos al hígado. Y tú necesitas ese transporte para vivir.

La teoría lipídica

A raíz de estos y otros descubrimientos, se popularizó en medicina la llamada **teoría lipídica, que explica por qué se forma la placa de colesterol**. Esta es la explicación a la enfermedad cardiovascular que tiene mayor aceptación y que aún en la actualidad se estudia en la mayoría de las facultades de medicina. Esta teoría está centrada en el protagonismo del colesterol LDL, y sostiene que para retrasar la formación de la placa de ateroma hay que mantener un colesterol lo más bajo posible. En esencia, la teoría lipídica afirma que la grasa que ingerimos, y especialmente la grasa saturada, eleva el colesterol total y el LDL en sangre e incrementa el riesgo de que se formen placas de ateroma y de sufrir un evento cardiovascular. Y razón no le falta.

Cuando en 1955 el presidente de Estados Unidos, Dwight D. Eisenhower, sufrió un infarto, la población se empezó a sensibilizar con la enfermedad del corazón y el país se embarcó en una búsqueda sin precedentes para hallar una explicación y una solución a la epidemia que ya tenía encima. En 1956, un fisiólogo de renombre, Ancel Keys, recibió algo totalmente novedoso: una beca de doscientos mil dólares del servicio de salud público estadounidense para realizar un estudio que resolviera el enigma. Ancel Keys había publicado algunos trabajos que apoyaban la teoría lipídica. Sin embargo, tras varios estudios se dio cuenta de que no era solo el colesterol de los alimentos lo que aumentaba los niveles de colesterol en sangre, sino la grasa que se come y sobre todo la grasa saturada. Por eso publicó su conocida ecuación de Keys, que podía, teóricamente, predecir el nivel de colesterol en sangre a partir de los niveles de grasa saturada, poliinsaturada y de colesterol de una dieta.

Keys llevó a cabo un estudio en el que comparaba la dieta tradicional de siete países con la salud de sus habitantes. Estos países fueron Italia, Grecia, la antigua Yugoslavia, Holanda, Finlandia, Japón y Estados Unidos. Los resultados de la investigación sugerían **que el riesgo de sufrir una enfermedad cardiovascular presentaba una correlación directa con el nivel de colesterol plasmático medio de una población y con el porcentaje de grasa de su alimentación**. Trabajos posteriores apoyaron los resultados del estudio de los siete países: el nivel de grasa en la dieta se había convertido en el mejor predictor para la enfermedad del corazón.

Tras la publicación de dicho estudio, la comunidad científica adoptó los hallazgos de Keys y su equipo, y la teoría lipídica se impuso en la comunidad médica como la base de la formación de la placa de ateroma y la enfermedad cardiovascular. Después, muchos estudios han confirmado la importancia del colesterol en la formación de la placa de ateroma, y no hay evidencia científica que apunte hacia lo contrario. Cuanto más bajo es el colesterol LDL, menos riesgo de formación, progresión y complicaciones de las placas de ateroma.

Desde entonces, y hasta hoy, lo más habitual es recomendar reducir el consumo de grasa y priorizar los alimentos ricos en hidratos de carbono complejos. Por ejemplo, en 1977 el Senado de Estados Unidos publicó una guía nutricional que se proponía aumentar el consumo de carbohidratos y reducir el de grasas, grasas saturadas, colesterol, azúcar y sal. Las guías clínicas sobre riesgo cardiovascular siguieron estas recomendaciones, e incluso cambió la definición de lo que se consideraba un colesterol elevado, bajándolo de 280 a 200 miligramos por decilitro (mg/dL). Actualmente la European Society of Cardiology señala que un colesterol total óptimo debe estar por debajo de 155 mg/dL.

¿SOLO SIETE PAÍSES?

Tras el estudio de los siete países de Ancel Keys, dentro de la comunidad científica se extendió la creencia de que el fisiólogo y su equipo habían elegido solamente aquellos países que respaldaban su teoría inicial: que un alto nivel de grasa en la dieta era el causante de la enfermedad cardiovascular. Muchos creyeron que se excluyeron de la versión final del trabajo los hallazgos de Dinamarca, Francia, Noruega (países con una dieta alta en grasa pero baja incidencia de enfermedad cardiovascular) y Chile (con una dieta baja en grasa y una alta incidencia de enfermedad cardiovascular).

Sin embargo, el estudio de los siete países no convenció a la comunidad científica de manera unánime. Tras su publicación, algunas voces comentaron que presentaba lagunas. Los **principales argumentos en contra de la ya entonces internacional teoría lipídica** fueron:

- La mayoría del colesterol plasmático se produce en el hígado, y solo entre un 15 y un 30 por ciento proviene de la ingesta. Este es el argumento más fisiológico.

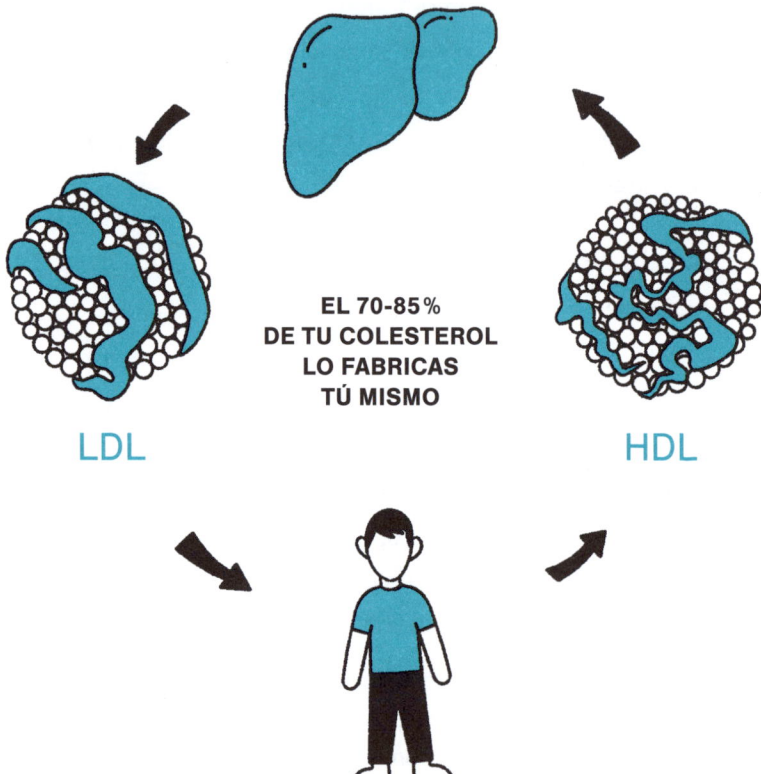

Figura 5: En condiciones normales, tan solo entre el 15 y el 30 por ciento del colesterol de nuestra circulación proviene de la ingesta.

- Además, algunos estudios no encontraron relación entre la ingesta de grasa y el empeoramiento del perfil lipídico. A tenor de estos resultados, se ha propuesto que la relación entre ingesta de grasa y mayor riesgo cardiovascular podría deberse a una mala calidad y a un mayor procesamiento de los alimentos ricos en grasa estudiados, y que, cuando la fuente de grasa es natural y el resto de la dieta se controla y equilibra, el riesgo cardiovascular no aumenta.
- Otros estudios[5] añadieron algo más, y es que, en algunos, una dieta alta en carbohidratos se asoció a una mayor mortalidad total y ningún tipo de grasa se asoció a un mayor riesgo de infarto o enfermedad cardiovascular.
- Pero quizá el principal argumento en contra de la teoría lipídica sea que **hay una gran cantidad de eventos cardiovasculares en pacientes que no tienen el colesterol alto**. Esto me recuerda a una paciente, Julia, una mujer de cincuenta y cuatro años que tuvo un infarto. Julia era vegetariana, estaba muy delgada y tenía el colesterol muy bajo, así que no entendía cómo le había podido ocurrir. Pero, claro, fumaba y nunca hacía ejercicio. Y es que, si bien el colesterol influye en el riesgo de sufrir un infarto, no es el único factor.

Sin embargo, hay un dato todavía más definitivo que estos argumentos: a pesar de que en las últimas décadas (probablemente debido a las recomendaciones médicas) la ingesta de grasa saturada ha disminuido, la prevalencia de la enfermedad cardiovascular sigue creciendo de forma progresiva.[6] Los avances médicos han conseguido reducir la mortalidad de estas enfermedades, pero la tasa de aparición no disminuye. Y no solo la del infarto; las cifras de obesidad, hipertensión y diabetes no han hecho más que aumentar. Todos estos argumentos que contradicen la teoría lipídica demuestran una cuestión fundamental cuando hablamos de salud, y es que **dar protagonismo a un único factor es un error. La salud es un tema complejo en el que muchísimos factores desempeñan un papel relevante.**

Del colesterol a la inflamación: la teoría inflamatoria

En los últimos años se está empezando a reconocer que la teoría lipídica no puede explicar todo el proceso aterosclerótico. Varias investigaciones muestran que hay una protagonista a la que no se ha dado la suficiente importancia: la inflamación.

¿Qué es la inflamación? Mira, la inflamación es simplemente la respuesta que tiene tu cuerpo para hacer frente a determinadas agresiones, como un agente infeccioso o un traumatismo. Es un proceso natural y necesario para la vida, que pone en marcha diversos mecanismos bioquímicos y celulares que te protegen. Por ejemplo, cuando nos hacemos una herida, la inflamación es la responsable de que se repare el tejido dañado. Para eso se sirve del aumento de flujo sanguíneo en la zona; en efecto, los capilares sanguíneos se dilatan y así llega más sangre con más nutrientes y células reparadoras. Por eso se produce un aumento de la temperatura en una herida, además de dolor y enrojecimiento, hasta su curación.

Pero ¿qué tiene que ver entonces la inflamación con las placas de nuestras arterias? Resulta sorprendente, pero fíjate. Conocemos algunos marcadores que se elevan cuando tenemos una inflamación aumentada. Lo sabemos porque suben con estados en los que la inflamación es muy potente, como cuando sufrimos una gripe o ingresamos en el hospital por un accidente grave. Uno de los más importantes es la proteína C reactiva (o PCR).

Pues bien, nos dimos cuenta de que hay personas aparentemente sanas que tienen una elevación en sangre de PCR. Y, cuando estudiamos a esas personas y las seguimos con el tiempo, sabemos que presentan un riesgo aumentado de sufrir placas en sus arterias y enfermedad cardiovascular. En cierto sentido, esto nos dice que la inflamación aumentada puede estar reflejando un riesgo aumentado de sufrir enfermedad del corazón y la circulación. También sabemos que cuando damos, a personas también aparentemente sanas, fármacos para disminuir la inflamación… disminuye el riesgo de presentar enfermedad cardiovascular.

Gracias a descubrimientos como estos, nos hemos percatado de que la inflamación es un factor clave en la aterosclerosis. Por eso, **la teoría inflamatoria, también llamada inmunometabólica, propone que un estado proinflamatorio puede provocar y perpetuar la formación y el crecimiento de la placa de ateroma.**

Y es que tus arterias también pueden sufrir agresiones, como tu piel. Algunos virus o bacterias, o microtraumatismos, lesionan su pared. Esto ocurre a diario y no tiene mayor importancia precisamente porque tu cuerpo está perfectamente preparado para afrontarlo mediante un estímulo inflamatorio. Funciona del siguiente modo: ante una agresión a tus arterias, las células de su pared ceden, como si fueran los ladrillos de un edificio en llamas. Esto es un estímulo inflamatorio que alerta a los macrófagos, tus células de defensa natural que, como los vigilantes de seguridad de nuestro edificio, lo primero que hacen es avisar y pedir ayuda. Entonces, los macrófagos producen y liberan algunas proteínas inflamatorias, denominadas citocinas, que funcionan como marcadores y señalizadores. Las citocinas son como llamadas de radio para poner en alerta a los bomberos de la ciudad (o, en este caso, de tu cuerpo).

Así, las citocinas son capaces de activar más células locales, que, en respuesta, expresan más proteínas inflamatorias que sirven de reclamo para que otras células del sistema inmunológico ayuden a reparar el daño. Serían como bengalas para que los bomberos sepan dónde han de actuar. Así, diversas células del sistema inmunitario, como los neutrófilos, se acercan y ayudan a reparar la herida de la pared de la arteria, como lo harían los bomberos con sus tanques de agua.

En circunstancias normales, este proceso se detiene cuando la herida se limpia y el daño queda reparado (como en la siguiente imagen). Sin embargo, un desequilibrio hacia un estado proinflamatorio podría provocar que, ante un daño en la pared vascular, ante un fuego, se dificultara el proceso reparador, porque se potenciara la inflamación. Sería como si llegaran tantísimos camiones de bomberos al incendio que, si bien apagarían el fuego, destrozarían el edificio por la exagerada potencia de las excesivas mangueras de agua a presión. Es así como se crean las placas de ateroma, que en cierto modo podemos ver como cicatrices exageradas ante una agresión. Sucede de esta forma: cuando existe un desequilibrio proinflamatorio, se promueve y perpetúa la formación de placas de colesterol en el lugar de estas pequeñas lesiones en las arterias, y la severidad de las placas empeora progresivamente. Este es el verdadero origen de la enfermedad aterosclerótica cardiovascular.

Y es que un mal estilo de vida produce un aumento de la inflamación sistémica. En particular, promueve un estado conocido como inflamación crónica de bajo grado. Los resultados de todos los estudios que lo han investigado han ido en la misma dirección: **la inflamación crónica de bajo grado aumenta el riesgo de sufrir placas de ateroma, un evento cardiovascular y**

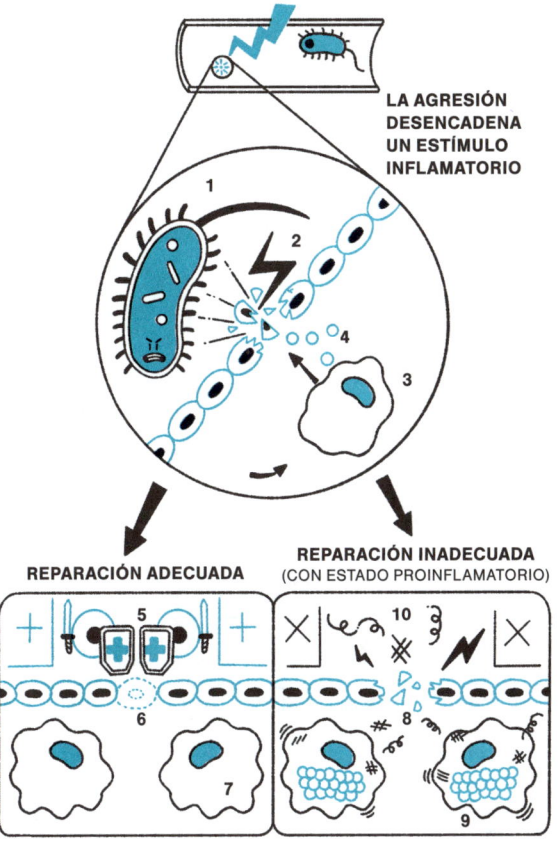

1. Agente patógeno, como una bacteria.
2. Agresión.
3. Macrófago, que es una célula de defensa.
4. Citocinas que señalizan el lugar a reparar.
5. Leucocitos, que son células de defensa que ayudan a reparar la agresión.
6. Agresión correctamente reparada.
7. Macrófagos normofuncionantes.
8. Agresión inadecuadamente reparada.
9. Macrófagos cargados de colesterol.
10. Material derivado de muerte celular.

Figura 6: La teoría inmunometabólica o inflamatoria defiende que la inflamación desempeña un papel fundamental en el origen de la placa de ateroma, que es la base de la enfermedad cardiovascular. Ante una agresión de la pared de las arterias, un estímulo inflamatorio adecuado posibilita su reparación. Sin embargo, un estado proinflamatorio basal dificulta y empeora la reparación, siendo este el origen de la placa de ateroma, mal llamada de colesterol por su alto contenido en colesterol LDL.

muerte prematura. Muchos de ellos han hallado, asimismo, que los marcadores de inflamación eran más bajos con una dieta libre de alimentos procesados o con la realización de ejercicio físico. Por ejemplo, el estudio PREDIMED demostró que la dieta mediterránea, siempre que esté basada en alimentos naturales, se asocia a una disminución de la incidencia de eventos cardiovasculares. Es más, en aquellos pacientes que seguían una dieta mediterránea, los marcadores de inflamación eran más bajos. Es decir, tenían menos inflamación crónica de bajo grado.[7]

TUS HÁBITOS PROVOCAN QUE EL COLESTEROL ENTRE EN TUS ARTERIAS

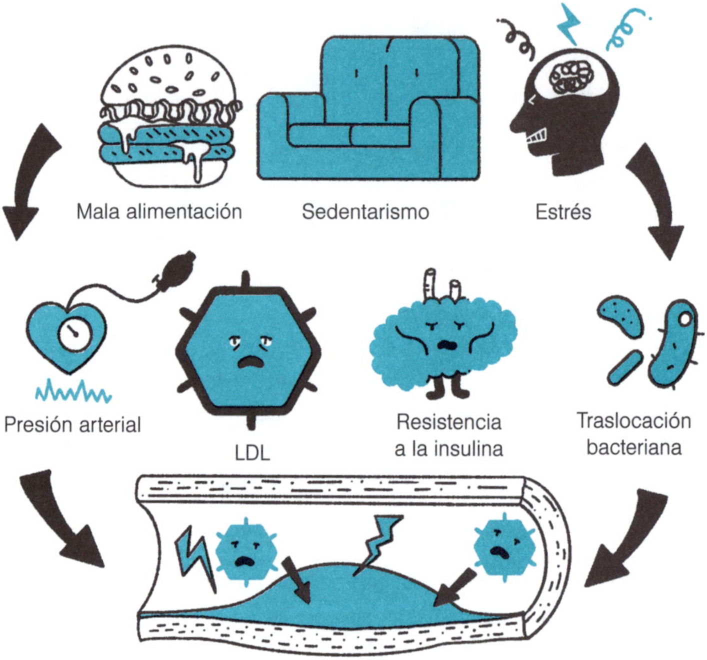

Mala alimentación Sedentarismo Estrés

Presión arterial LDL Resistencia a la insulina Traslocación bacteriana

Figura 7: Tus hábitos promueven el desarrollo de factores de riesgo cardiovascular como el aumento de presión arterial, de colesterol LDL o de resistencia a la insulina, así como de traslocación bacteriana, que facilitan el desarrollo y progresión de placas de ateroma.

Pero es que, desde una perspectiva más integral, la inflamación crónica desempeña un papel muy importante en el mantenimiento de la salud global. Incluso en medicina hablamos de *inflammaging*, término que une la inflamación con el envejecimiento (*aging* en inglés), y que precisamente hace referencia a las consecuencias silentes para el organismo de presentar inflamación crónica de bajo grado, que lo disfunciona y lo envejece prematuramente. Los efectos no solo perjudican al sistema cardiovascular; también sabemos que empeoran el funcionamiento del sistema inmunológico, la integridad de nuestro cerebro, nuestro metabolismo e incluso la calidad de nuestros huesos y nuestra piel.

Lo particular de la inflamación crónica de bajo grado es que no da síntomas, pero altera muchos de los procesos que intentan protegerte de envejecer. Sabemos que compromete la estabilidad de tu genoma y promueve el acortamiento de los telómeros, que son algo así como la vida útil de tu ADN. Además, una inflamación crónica aumentada fuerza la pérdida de la proteostasis (la integridad de tus proteínas), que en última instancia es lo que da estructura y función a todo tu cuerpo, desde la forma de tus brazos y piernas hasta la integridad de cada una de tus células, y perjudica la función de las mitocondrias, que son los verdaderos motores de tus células. Por ello, la inflamación crónica de bajo grado es el paso clave, la génesis, de muchas enfermedades, ya sean cardiovasculares, neurodegenerativas o tumores. Promueve el envejecimiento prematuro. Pero el mensaje, la moraleja de esto, es que son tus hábitos los que pueden acelerar la senescencia. Por eso, si quieres vivir mucho, pero lo más joven posible, debes cuidar tu estilo de vida. Debes protegerte de la inflamación.

Quizá lo más importante sea entender que **estas dos teorías sobre la formación de la placa de ateroma, lejos de ser excluyentes, son integradoras**. La evidencia que muestra que un nivel alto de colesterol en sangre se asocia a una mayor aterosclerosis es férrea. De igual modo, los estudios parecen confirmar que las condiciones, factores de riesgo y patologías que aumentan la probabilidad de sufrir un evento cardiovascular también aumentan previamente la inflamación crónica de bajo grado. Es probable que ambos factores sean relevantes, e incluso hay evidencia de que, si coexisten, el riesgo cardiovascular es mayor.

La inflamación y el metabolismo del colesterol están íntimamente relacionados, y sus vías moleculares interactúan entre sí y con otros tejidos, y representan un papel fundamental en la formación de las placas de ateroma, en la aterosclerosis. Sabemos, por ejemplo, que, ante la presencia de factores de riesgo como la diabetes y la obesidad, cuando existe inflamación crónica de bajo grado, el colesterol LDL cambia y se hace más pequeño, más «pegajoso» (se glica y oxida, aumentando su tropismo por la pared arterial), de forma que tiene más facilidad para penetrar en la pared arterial.

Es más que probable que el colesterol no sea el malo de la película, sino que, en presencia de inflamación crónica de bajo grado, se vuelva perverso, y es entonces cuando de verdad puede resultar muy perjudicial. Por eso, **desde el punto de vista cardiológico, el colesterol debe ser bajo, cuanto más bajo mejor, pero nunca con inflamación crónica**. Y es que posiblemente, en esto de la salud, no habíamos estado apuntando al enemigo adecuado. Vamos a ver por qué.

3

POR QUÉ ENFERMAMOS

Dejar de ponerle parches a la enfermedad y empezar a evitar lo que nos enferma

¿Qué significa tener algo de barriga, la tensión alta o diabetes?

Nos suele parecer normal que, a medida que nos vamos haciendo mayores, nos salga algo de barriga y nos den unas pastillas para la tensión o para la diabetes. Pero ¿estas condiciones están realmente asociadas a la edad? Y esas pastillas, ¿realmente curan? Desgraciadamente, en la mayoría de los casos **una pastilla no soluciona una enfermedad, sino que le pone un parche.** Y esta solución dista de la ideal porque no aborda la causa del problema, que suele ser un mal estilo de vida. En la medida que puedas, lo mejor es evitar los parches, porque no suelen ser la mejor solución a largo plazo. Para vivir más y mejor, lo preferible es no enfermar.

Nos hemos vuelto buenísimos tratando enfermedades. Tener un infarto de corazón, por ejemplo, nunca ha sido tan seguro como ahora. Si lo sufres y tienes suerte, en algo más de una de cada dos ocasiones llegarás al hospital (la mortalidad del infarto fuera del hospital se estima en un 35-42 por ciento). Una vez allí, las posibilidades de supervivencia son muy altas. Así, por ejemplo, en España, dependiendo del hospital, sobrevive el 92-94 por ciento de las personas que entran.[8] En los últimos cuarenta años hemos conseguido que en los países desarrollados la mortalidad por enfermedad cardiovascular se reduzca un 65 por ciento y la del ictus, un 70 por ciento.[9] Además, el pronóstico vital de alguien que ha sufrido un infarto también es fantástico. Los tratamientos actuales, por más farmacológicos e invasivos que sean, han conseguido que la expectativa de vida de alguien tratado a tiempo sea bastante parecida a la de quien nunca ha sufrido un infarto.

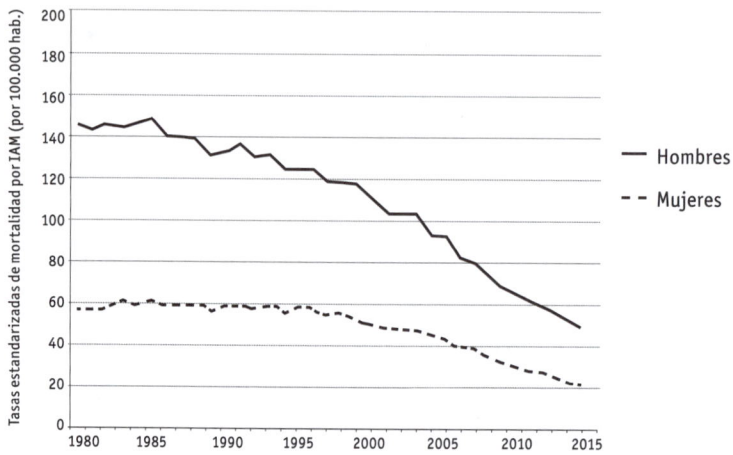

Figura 8: Tendencias en la mortalidad por infarto agudo de miocardio (IAM) en España.[10]

Pero, por más buenos que seamos tratando enfermedades y reduciendo su tasa de mortalidad, la tasa de aparición del infarto de miocardio no desciende.[11] Nos seguimos infartando tanto como en las pasadas décadas. Y, con el aumento de esperanza de vida de la población, se espera que la incidencia vuelva a crecer en los próximos años.

Esto es una perversa paradoja: mientras que hemos sido muy buenos en aumentar nuestra esperanza de vida, no ha ocurrido lo mismo con la **esperanza de salud**, un indicador muy pero que muy importante. La esperanza de salud se define como la expectativa de vida (en años) exenta de limitación funcional, enfermedad o discapacidad. Es decir, es la esperanza de vida saludable. Y es que actualmente adolecemos de presentar las mayores tasas de enfermedad crónica de toda la historia. **Vivimos más que nunca, pero nunca hemos estado tan enfermos.**

Si hablamos de enfermedad del corazón en todo el mundo, la situación es dramática. En 1990 había 270 millones de enfermos de corazón en nuestro planeta. En 2005 ya eran 370 millones. Y en 2020, 520 millones.[12] Si bien la disminución de la mortalidad por infarto ha podido tener mucho que ver en el aumento de las cifras (porque las personas que sobreviven pasan a engrosar las filas de enfermos cardiovasculares), lo cierto es que la incidencia de las enfermedades cardiovasculares se está incrementando paulatinamente delante de nuestras narices, y no parece importarnos demasiado. Al contrario. Como decía, lo hemos normalizado. Nos enorgullecemos de tener cada vez mejores sistemas sanitarios, pero la realidad es que seguimos cayendo enfermos tanto o más que antes. Hoy día tener un infarto es algo tan común que se considera que «te ha tocado», como si padecerlo o no fuera una cuestión de azar. Pero, **así como ni la edad ni la genética suelen ser la causa de un infarto, tampoco suele serlo el azar. La causa más frecuente, como ya he dicho, son tus hábitos.**

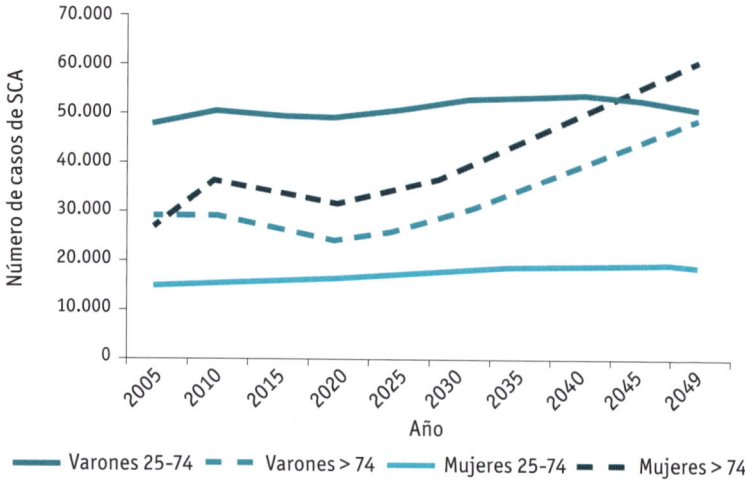

Figura 9: Estimación del número de síndromes coronarios agudos (SCA) esperables desde 2005 hasta 2049 según el sexo y la edad en la población española.[13]

¿Qué está pasando? ¿Por qué estamos tan ciegos? Y, sobre todo, ¿podemos hacer algo para afrontar este problema? Porque está claro que no podemos ir abriendo nuestras arterias para mirarlas con un microscopio y comprobar si tenemos placas de ateroma, ni someternos a exploraciones invasivas que conllevan otros riesgos. Por otro lado, esperar al primer infarto para confirmar que efectivamente tenemos una enfermedad cardiovascular y entonces empezar a tomar cartas en el asunto tampoco parece la mejor estrategia. Porque, además, las razones por las que se ha producido el gran aumento de la enfermedad cardiaca son claras y están muy bien documentadas.

Hay una serie de perfectos cómplices de la enfermedad del corazón que casi sin darnos cuenta se han convertido en nuestros compañeros inseparables en muy pocos años. Son los llamados **factores de riesgo cardiovascular**. Se trata de hábitos, enfermedades o condiciones patológicas que aumentan la probabilidad de sufrir una enfermedad o evento cardiovascular. La medicina más tradicional y establecida reconoce como factores mayores la hipertensión, la diabetes, el tabaquismo y el colesterol alto. Entre los factores menores están el estrés crónico, la genética, la etnia (la india y la paquistaní tienen un riesgo mayor de sufrir enfermedades de corazón), el historial médico familiar, la fragilidad de cada individuo, la exposición a un medio ambiente contaminado y la obesidad (sí, reconocida en último lugar).

LOS CUATRO FACTORES CLÁSICOS DE RIESGO CARDIOVASCULAR

Hipertensión. Es la elevación mantenida de la presión arterial por encima de unos niveles establecidos. La tensión arterial se compone de dos valores: la **sistólica**, más alta, y que coincide con la onda pulsátil generada tras el bombeo de sangre del corazón (el latido), y la **diastólica**, que es la menor presión que se produce antes del siguiente bombeo, del siguiente latido, y que coincide con la fase de llenado del corazón (de la sangre que se expulsará en el siguiente latido). La presión arterial se mide en milímetros de mercurio (mmHg) y el nivel óptimo es el inferior a 120 mmHg de sistólica y 80 mmHg de diastólica. Cuando la presión arterial es superior a 130 mmHg de sistólica u 85 mmHg de diastólica, hablamos de tensión arterial elevada, y por encima de 140/90 mmHg, siempre que esta tensión se mantenga en el tiempo, podemos diagnosticar una hipertensión franca.

En realidad, la hipertensión es una afectación multifactorial en la que el estilo de vida tiene un papel fundamental. Con el tiempo, se generan unos cambios en el corazón y el árbol arterial que fuerzan a todo el organismo a trabajar de manera subóptima. Si esto no se corrige adecuadamente con cambios en el estilo de vida (y ocasionalmente con la ayuda de fármacos), estas modificaciones se autorrefuerzan y se vuelven irreversibles, con lo que aumenta el riesgo de sufrir un evento cardiovascular, cáncer u otras enfermedades.

Diabetes. La diabetes que más claramente se ha relacionado con la enfermedad cardiovascular es la diabetes tipo 2, que se caracteriza por la resistencia a la insulina, por un aumento de la glucosa en sangre y, en estadios precoces, por un aumento de la insulina en sangre. Cuando la glucosa aumenta por encima de unos niveles determinados, cuando su concentración en sangre es patológica tras una ingesta determinada o cuando el porcentaje de glicación de la hemoglobina (que es una consecuencia de lo primero) aumenta hasta cierto nivel, podemos diagnosticar diabetes tipo 2. Actualmente sabemos que la obesidad es el factor que más predispone a sufrir diabetes tipo 2, aunque la dieta, el sedentarismo y otras cuestiones también incrementan el riesgo. Además, en estadios precoces, cuando aún no podemos diagnosticar diabetes pero sí resistencia a la insulina, también se produce un aumento del riesgo cardiovascular, aunque en estos casos suele ser reversible.

Tabaquismo. La OMS considera fumadora a cualquier persona que en el último mes haya fumado diariamente cualquier cantidad de cigarrillos, incluso uno. El tabaco es una droga destructora de arterias, potencia la inflamación crónica de bajo grado y fuerza la creación de placas de ateroma.

Dislipemia. Este es el factor clásico que más cuesta definir, ya que los niveles y límites para diagnosticar y tratar una dislipemia cambian continuamente. En esencia, es el trastorno del metabolismo o de la función de las lipoproteínas (las moléculas transportadoras de colesterol) y se manifiesta en la analítica como una elevación del colesterol total, de las LDL, de los triglicéridos o del colesterol no HDL, o bien con una proporción inadecuada entre estos o entre estos y el HDL. Un aumento del colesterol LDL se asocia claramente con el riesgo de enfermedad cardiovascular, pero, del mismo modo, hay datos que apoyan la idea de que también con una mala calidad de este. Si bien puede tener un componente genético, en la amplia mayoría de las ocasiones responde a una inadecuada alimentación, obesidad, sedentarismo o tabaquismo.

Cada vez hay más personas en el mundo con uno o más de estos factores de riesgo cardiovascular. Casi una de cada diez personas en el mundo es diabética. Casi una de cada tres personas tiene la tensión alta. Las medicinas para el colesterol son el segundo fármaco más vendido en España. Lo más dramático es que hemos normalizado esta situación y nos parece que se trata de cosas «asociadas a la edad» o que tenemos «por herencia».

Todos estos factores de riesgo cardiovascular tienen dos elementos en común. El primero es que aumentan la inflamación crónica de bajo grado. En este sentido, son los grandes aceleradores y precursores de la enfermedad cardiovascular. Tener que medicarte por alguna de estas condiciones está expresando algo muy serio: ya tienes en tu cuerpo la predisposición perfecta para sufrir un evento cardiovascular, un infarto cardiaco o un ictus.

El segundo elemento que tienen en común estos factores de riesgo cardiovascular es que son la repercusión de un mal estilo de vida. Cómo vives, lo que comes, la forma en que te mueves y cómo afrontas tus problemas es lo que determina tus probabilidades de presentar alguno de estos factores y de sufrir una enfermedad crónica. Es dramático ver como tener barriga es algo que nos parece normal, y no una condición patológica, pero nada más lejos de la realidad. La barriga, el acúmulo excesivo de grasa, es francamente peligroso. Debes empezar a verlo de otro modo: la barriga no crece por la edad y, tenlo claro, es una condición que aumenta las probabilidades de sufrir hipertensión o diabetes y, por consiguiente, de que crees placas de ateroma en tus arterias y de que sufras un infarto que comprometa tu vida.

Del sobrepeso al sobregraso: el músculo y la composición corporal

Es muy importante que entiendas la importancia de la composición corporal. Todavía se suele pensar que para estar sano hay que estar delgado, y que el que pesa más está menos sano. La realidad es algo distinta. Mira, te cuento una anécdota real. Cuando en los estudios científicos se analizan las variables asociadas a un peor pronóstico en pacientes que ingresan en el hospital, los pacientes con un índice de masa corporal (IMC) de entre 25 y 30 kilos de peso dividido por el cuadrado de la altura en metros (kg/m^2) —ese valor se considera sobrepeso— presentan una mayor tasa de supervivencia que aquellos con un índice de masa corporal de entre 20 y 25 —valor que se considera normopeso—. Si la obesidad es tan perjudicial y estar delgado es tan sano, ¿cómo es esto posible?

Al indagar un poco más, los investigadores se dieron cuenta de que cuando clasificaban a los pacientes en función no de su índice de masa corporal, sino de su cantidad de grasa y de masa magra, la relación era mucho más esclarecedora. A mayor cantidad de grasa, peor pronóstico. A mayor masa muscular, mayor supervivencia. Así que, si tu índice de masa corporal es mayor porque tienes más músculo, entonces tienes más probabilidades de sobrevivir ante situaciones que te supongan un desafío y estrés importante. Obviamente, esto es así dentro de unos límites, pero es un hecho que, en general, a largo plazo viven más años las personas que tienen más músculo, a pesar de que tengan más grasa, que aquellas que tienen poca grasa, pero también poco músculo.

EL ÍNDICE DE MASA CORPORAL

El índice de masa corporal o IMC es una fórmula que nos permite relativizar el peso del paciente respecto a su altura. Se calcula dividiendo el peso en kilogramos entre la altura en metros al cuadrado (kg/m^2). Clásicamente, entendemos que un IMC de entre 20 y 25 kg/m^2 es normal, de entre 25 y 30 es sobrepeso, y de más de 30 es obesidad. Por el contrario, un IMC inferior a 25 se clasifica como infrapeso.

Tener una buena masa muscular significa contar con una mayor reserva energética, una mejor protección ante la inflamación y un metabolismo óptimo. Unos músculos sanos y en forma producen unas hormonas, llamadas mioquinas, que equilibran tu presión arterial, mejoran tu sensibilidad a la insulina y tu colesterol y a la vez disminuyen la inflamación crónica lo que dificulta que se creen placas de colesterol en tus arterias. Además, tu masa muscular te aporta una mayor protección ante las caídas. Si eres joven, es posible que ahora no lo veas relevante, pero cuando te hagas mayor puede ser la diferencia entre caerse y levantarse o caerse y sufrir una fractura. Unos músculos sanos serán tu airbag cuando envejezcas. Por otro lado, con unos músculos sanos tienes menos probabilidades de sufrir osteoporosis, insuficiencia respiratoria o cáncer, entre otras enfermedades.

Como he dicho, si tienes un buen músculo, tendrás un buen almacén de energía. Lo mismo ocurre si tienes mucha masa grasa, con la diferencia de que en este caso también tendrás una mayor resistencia a la insulina y estarás más expuesto a enfermedades como la hipertensión, el síndrome metabólico, la enfermedad del corazón y diversos tipos de cáncer.

Por esto, porque aun dentro de un mismo peso no es lo mismo que tengas más o menos grasa, más o menos músculo, la palabra «sobrepeso» es muy inexacta. El peso no es lo que determina la salud, sino la composición corporal. **Para tu salud son clave dos cuestiones: que goces de una buena masa muscular y que no acumules excesiva grasa.** Por eso es importante dejar de hablar de «sobrepeso» y empezar a hablar de «sobregraso». No hay que hablar de bajar de peso, sino de optimizar la composición corporal.

¿CUÁNTA GRASA ES DEMASIADA?

Aunque hay varias propuestas, se acepta que, siempre en función de la edad, el porcentaje de grasa ideal está entre el 11 y el 24 por ciento en hombres, y en mujeres, entre el 16 y el 30 por ciento, y también que este aumenta conforme aumenta la edad en ambos géneros. Asimismo, está establecido —también siempre en función de la edad— que, en hombres, a partir del 25-28 por ciento de grasa se considera obesidad. Para mujeres, el umbral de obesidad es del 32-35 por ciento.

¿QUÉ ES EL DELGADO METABÓLICAMENTE OBESO?

La composición corporal es tan relevante que en medicina, incluso dentro del rango que comúnmente clasificamos como normopeso, conocemos una condición que hemos llamado el delgado metabólicamente obeso. Se trata de personas que, con un IMC normal, presentan una composición corporal con un exceso de grasa y un bajo porcentaje de músculo, lo que les proporciona alteraciones típicas de la obesidad... ¡con un peso normal! Tu cuerpo no funciona de manera óptima con un acúmulo excesivo de grasa y sin el músculo que precisa para regular su metabolismo. Y buena parte de los casos de diabetes e hipertensión en el mundo desarrollado se deben a este problema. Por eso es especialmente importante que entiendas que el peso, como valor, no importa tanto.

¿Qué hacen las pastillas?

Volviendo a los factores de riesgo cardiovascular, la medicina actual los entiende y trata del siguiente modo: para cada una de estas condiciones (hipertensión, diabetes, tabaquismo, colesterol alto, obesidad…), existen diversos abordajes o tratamientos, farmacológicos o invasivos, que las «solucionan». Y, de hecho, para casi todos estos tratamientos hay datos fehacientes que confirman que someterse a ellos mejora el pronóstico y aumenta la esperanza de vida de quienes son diagnosticados del factor de riesgo en concreto. ¡Esto es muy bueno! Pero ¿es lo mejor?

Un ejemplo es el aumento del colesterol LDL, que es un problema, ¿verdad? Existen entidades genéticas que lo elevan de manera desproporcionada, pero, en la gran mayoría de las personas, el colesterol elevado es consecuencia de una dieta inadecuada, rica en azúcares simples y en productos refinados, y, sobre todo, es consecuencia del sedentarismo y de una mala composición corporal. Pues bien, cuando esto ocurre, se suelen prescribir estatinas. Las estatinas inhiben una enzima celular que impide que tu hígado pueda fabricar colesterol óptimamente, de forma que se ve forzado a reciclarlo de tu circulación, y así disminuye su nivel en sangre. Sobre el papel, esto es fantástico, porque cuando tomas estatinas disminuye el nivel de colesterol LDL en el torrente sanguíneo. Además, hay mucha evidencia que apoya la hipótesis de que disminuir el colesterol con estatinas aumenta la esperanza de vida de los pacientes y disminuye la probabilidad de sufrir un evento cardiovascular. Estamos tan convencidos de esto que las estatinas se cuentan entre los tres grupos farmacológicos más vendidos en España.

Pero hay un detalle importante que no se suele tener en cuenta ni comunicar: las estatinas no solo actúan en tu hígado, sino que se trata de un fármaco que ejerce su función en todas las células de tu cuerpo, de modo que inhibir la producción de colesterol LDL no es su único efecto. Las estatinas dificultan el metabolismo energético a nivel mitocondrial, de manera que las células de tu cuerpo que son especialmente energéticas sufren cuando las tomas. Dicho de forma más sencilla: provocan mialgias o molestias musculares, porque tus músculos funcionan peor cuando las tomas. Por otro lado, las células beta de tu páncreas, que son las encargadas de secretar insulina, también se resienten con su toma, y eso puede precipitar una diabetes mellitus que hasta el momento estaba quiescente.

Así que tomar estatinas puede mejorar tu colesterol, si bien a cambio debes pagar el precio de correr el peligro de sufrir otros desequilibrios en tu cuerpo. Pero, además, las estatinas no atacan la raíz del problema. Es verdad que hay entidades genéticas que elevan el colesterol de forma desproporcionada, pero en la mayoría de los casos el colesterol elevado es la consecuencia del sedentarismo y de una dieta inadecuada, lo cual deriva en una composición corporal sobregrasa. Las estatinas no cambian tus hábitos, así que no modifican la causa de un colesterol elevado. Si haces ejercicio de manera regular, si pierdes esa grasa que te sobra y ganas músculo, tu colesterol LDL disminuirá considerablemente y, por cierto, mucho más que con la toma de algunas estatinas. Entonces ¿por qué se sigue atajando así el problema del colesterol? Pues por dos motivos. Primero, porque tomarse la pastilla es más fácil que hacer ejercicio y comer mejor. Segundo, porque el sistema sanitario no está orientado a reeducarte, sino a poner parches a tus enfermedades.

Este problema no se limita al colesterol. Lo mismo ocurre, por ejemplo, con la hipertensión arterial. Entre los antihipertensivos que más se emplean están los antagonistas del calcio. Estos actúan inhibiendo la vasoconstricción de tus arterias, es decir, dificultan la contracción de las células musculares de la pared de las arterias, y así estas se relajan y se dilatan, se hacen más grandes, con lo que disminuye la presión de tu circulación. Sería como si una manguera se hiciera más grande y la presión de su contenido disminuyera. Hasta aquí, fantástico. Pero, de nuevo, los antagonistas del calcio no atacan la raíz del problema, que es tu estilo de vida, el que te ha llevado a generar esa hipertensión, y además tienen efectos secundarios, como los edemas en miembros inferiores y el estreñimiento, ambos muy comunes.

Con la diabetes ocurre exactamente lo mismo. La medicación exprime aún más tu páncreas, te aporta insulina exógena o hace que tus células aumenten su sensibilidad a la insulina, pero no mejora tu composición corporal, no consigue que te alimentes mejor ni que realices ejercicio de forma regular, que es como tu cuerpo puede realmente remitir la enfermedad, al menos de manera parcial.

Dicho de otro modo, lo que hacen todos estos tratamientos para afecciones crónicas es alterar algún eje o mecanismo fisiológico para conseguir un efecto contrario al que ha provocado la alteración de otro eje. Esto es, se modifica un eje distinto o el mismo eje que no funciona adecuadamente se vuelve a modificar para conseguir un efecto que se entiende como beneficioso, pero en ningún caso se ataca la raíz del problema, en ningún caso se soluciona aquello que ocasionó la disfunción original. No te estoy animando a dejar las pastillas para el colesterol ni para la hipertensión. De hecho, todos mis pacientes que han sufrido un infarto las toman, porque la verdad es que funcionan y han demostrado aumentar la esperanza de vida de aquellos que las necesitan, y porque a veces en la vida (y también en la medicina) hay que ser prácticos. Pero sí que te animo a que entiendas que las pastillas no son la solución perfecta, que no actúan donde deberían.

Es mejorando tu estilo de vida cuando de verdad tomas el control de tu salud, porque consigues eliminar las causas de las enfermedades. Te pongas como te pongas, vas a vivir más y mejor si haces lo que tu cuerpo, tu corazón y tus genes esperan de ti. Y esto podemos resumirlo en cuatro esferas, en cuatro pilares. Podemos hablar, entonces, de los **cuatro pilares de la salud**.

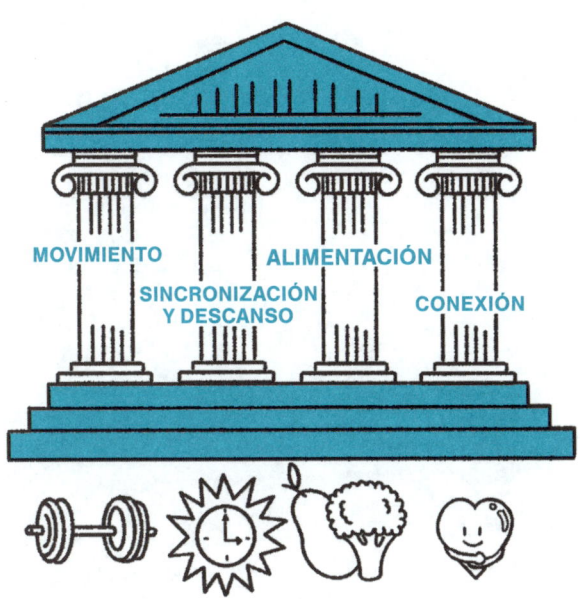

Figura 10: Pilares de la salud.

En las páginas siguientes, te enseñaré cómo vivir en salud respetando estos pilares y tendrás claro qué hábitos debes adquirir para tener una vida saludable. Vamos allá.

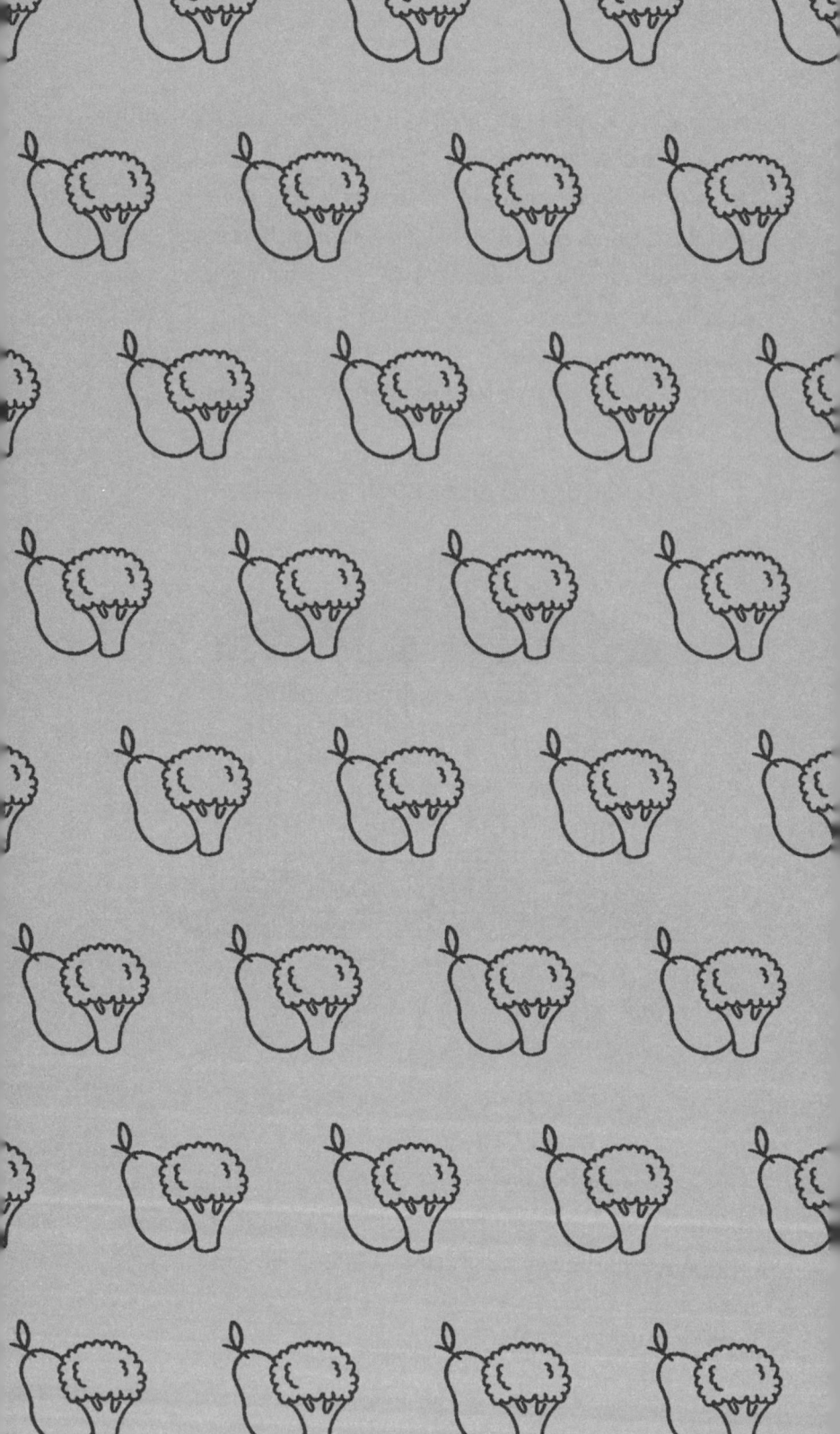

PRIMER PILAR

No comas, aliméntate

Cuando a Rosario le dijeron que iban a derivarla a la consulta del cardiólogo porque tenía el colesterol elevado, no daba crédito. Ella, una profesora universitaria y madre todoterreno de cuarenta y dos años, era una persona aparentemente sana. No fumaba, aseguraba que bebía solo ocasionalmente y, aunque no hacía ejercicio, salía a caminar de vez en cuando para mantenerse activa. Estaba convencida de que su alimentación era buena, pero en el reconocimiento médico anual de la universidad en la que trabajaba le encontraron dos indicadores que hicieron saltar todas las alarmas: tenía el colesterol francamente elevado (un LDL de 220 mg/dL) y la tensión arterial alta (143/83 mmHg). Por eso la derivaron a mi consulta de cardiología.

Cuando la valoré, no tardé mucho en darme cuenta de que Rosario estaba convencida de que comía bien, pero no se daba cuenta de hasta qué punto se equivocaba. Tomaba muchos productos light y zero, entre ellos los cereales del desayuno, y pocos días perdonaba su aperitivo favorito: patatas fritas de bolsa acompañadas de una cerveza. Además, tenía un poco de sobrepeso. Decidí hacerle una ecografía de corazón y entonces vi que estaba empezando a sufrir una cardiopatía hipertensiva. Esto significa que, aunque ella estaba absolutamente asintomática y creía que no le pasaba nada, su cuerpo se acercaba al límite.

Con Rosario aplicamos un enfoque integral centrándonos especialmente en la alimentación. Por supuesto, le dijimos que debía hacer más ejercicio, pero su principal problema era su concepto de alimentación saludable, por lo que priorizamos intentar mejorar la calidad de lo que comía. No tuvo que hacer ninguna dieta especial; simplemente aumentar la cantidad de verduras, frutas y legumbres, además de abandonar los alimentos ultraprocesados y toda la carne procesada y roja que comía. También cambió su manera de cocinar: empezó a evitar los fritos y aprendió las bondades del horno, el vapor y hasta el microondas. Los resultados fueron increíbles: en solo cuatro meses, su colesterol LDL pasó de 220 a 130 mg/dL, y su tensión bajó de 142/83 a 125/73 mmHg, unos valores mucho más saludables.

No sé si Rosario es consciente de ello, pero gracias a aquella revisión del trabajo no solo mejoró sus niveles de colesterol y presión arterial, sino que ganó muchos años de salud.

4

¿COMIDA O ALIMENTOS?

Deja de comer inconscientemente y empieza a alimentarte para cuidar tu corazón

Comer ya no es lo mismo que alimentarse

Si me preguntaran «¿Cuál es la mejor medida general que podemos adoptar para mejorar nuestra alimentación?», tendría muy clara mi respuesta: **«No comas, aliméntate»**. No en vano este es el primero de los cuatro pilares para mantener una buena salud. En esta parte del libro quiero que entiendas por qué la frase «No comas, aliméntate» tiene el potencial de cambiar tu vida. Quiero que entiendas que comer no es lo mismo que alimentarse. Y quiero que entiendas que conceptos como el de «dieta», «light» o «bajo en grasas» no nos han traído nada bueno. A la vista está. Pero lo más importante es que comprendas por qué **una alimentación adecuada evita que enfermes, repara tu cuerpo y beneficia a tu corazón**.

Los seres vivos tenemos una serie de necesidades, y alimentarnos es una de ellas. Por este motivo, nuestro cuerpo tiene la capacidad de obtener los nutrientes que necesita del medio que nos rodea, la naturaleza. En este sentido, nuestro cuerpo es una máquina perfecta. Para poder funcionar correctamente, hemos desarrollado una serie de **adaptaciones bioquímicas y metabólicas** que nos permiten digerir y emplear los nutrientes de los alimentos para crecer, repararnos, movernos y relacionarnos, pero también **adaptaciones psicológicas y de nuestro comportamiento**, que nos inducen a relacionarnos con los alimentos de un modo muy especial. Por si esto fuera poco, cada vez tenemos más presente que lo que comemos no solo nos influye a nosotros, sino que también tiene un impacto en otros seres vivos que conviven con nosotros, desde los animales y las plantas de la selva amazónica, hasta el ecosistema de microorganismos que todos tenemos en nuestro interior: la microbiota, que ejerce una gran influencia en la salud.

Para que este sistema funcione bien, necesitas ser consciente de qué es un alimento, y no simplemente comida, para poder priorizarlo. Porque una alimentación adecuada es aquella que evita la enfermedad, que repara tu cuerpo y que beneficia a tu corazón. Por primera vez en nuestra historia, paradójicamente, tenemos comida que nos permite crecer, desarrollarnos, nutrirnos…, pero también nos envejece, nos daña, nos desajusta… Tenemos comida que nos enferma. En el mundo de hoy nos hemos alejado de la naturaleza, de la vida salvaje, que nos ofrecía los alimentos perfectos para nutrir nuestro cuerpo. Además, en la naturaleza, recibir el sustento energético era bastante difícil, y ahora la comida es muy accesible. En un mundo lleno de comida atractiva y poco nutritiva, es fácil que nos descuidemos y que los mecanismos perfectos de nuestro cuerpo se desadapten. La industria alimentaria lo sabe y se aprovecha de ello para lucrarse sin tener en cuenta nuestra salud.

Tomar conciencia de esto implica aprender y dar sentido a preguntas como las siguientes: ¿por qué engordamos? ¿Por qué somos el único animal, junto con nuestras mascotas, que padece obesidad? ¿Por qué nos gusta tanto la comida salada? ¿Y la dulce? ¿Por qué, tras una comida copiosa, si nos ofrecen postre decimos que sí y lo comemos con gusto? A lo largo de este capítulo, te daré la respuesta a estas y a otras muchas preguntas.

Por otro lado, siempre ha habido un vínculo especial entre la comida y el corazón. De hecho, existen numerosos mitos alrededor de la salud cardiaca y la alimentación. Por eso me he propuesto dar respuesta científica y fehaciente a todas esas preguntas y desmontar esos mitos. Cuando termines de leer esta parte del libro, entenderás cómo debes alimentarte para optimizar tu salud y cuidar tu corazón.

De las dietas a los patrones de alimentación

La pregunta del millón, la gran incógnita, es: «¿Cuál es la mejor dieta para nuestra salud?». Y es que hay tantas dietas y tan variadas... La dieta de la piña, la del huevo, la mediterránea, la de los batidos de la tienda de la esquina... Cada dos por tres aparece un artículo nuevo que ensalza las cualidades de alguna dieta en particular. La mejor para perder peso, la más adecuada para ganar músculo, la dieta definitiva para tener más energía... Al final es casi imposible saber si funcionan o no, y mucho más difícil saber si son saludables.

Pero entonces, desde el punto de vista de la salud, ¿hay alguna dieta más indicada para tu corazón? Pues te voy a decir una cosa, la ciencia y yo lo tenemos claro: la mejor dieta es NINGUNA. También para tu corazón. Es más, la mayoría de las dietas son un absoluto fracaso. Piénsalo: si alguna dieta hubiera demostrado ser mejor que las demás, no habría ninguna polémica al respecto.[14] Pero el mismo concepto de «estar a dieta» ya anuncia un fracaso. ¿Por qué? Pues porque implica un inicio y un fin. Tiene lógica: tú, como ser vivo, necesitas un combustible continuo y óptimo. Si durante un tiempo comes mejor, mejorarás, pero, cuando vuelvas a los hábitos insanos de antes, enfermarás. Puedes verlo con el siguiente ejemplo: estar a dieta es como si decidieras, durante un tiempo, echarle a tu coche la gasolina que necesita, y pasado este, cuando dejaras de estar a dieta, volver a repostar pero con diésel adulterado. Por eso estar a dieta no debería ser el objetivo de nadie. En lugar de eso, **tu objetivo debería ser no necesitar ponerte a dieta nunca.**

Eso sí, es posible que quieras mejorar tu alimentación y que para ello necesites aprender y requieras una guía que te enseñe a comer mejor. En este sentido, desde el punto de vista de la salud, ¿hay alguna dieta que sea mejor que las demás? o ¿hay algunas dietas mejores que otras? Ah, claro, por supuesto que sí, pero debes tener claro que, si tienes pensado ponerte a dieta para dejarla al cabo de un tiempo, no vale la pena que lo hagas. Lo veo continuamente con mis pacientes. Cuando se ponen a dieta, siempre terminan fracasando. En el mejor de los casos, una vez que han perdido algunos kilos, vuelven a consumir aquellos alimentos que los habían llevado a ganar grasa abdominal o a tener la presión arterial elevada, su salud se resiente y vuelven a estar igual (o peor) que antes de empezar la dieta.

Pero, bueno, aceptando que no me gusta eso de «estar a dieta», sí que hay algunos conceptos importantes que pueden ayudarte a mejorar tu alimentación y que deberías tener en cuenta si vas a ponerte a dieta:

- Para empezar, **ninguna dieta restrictiva puede mantenerse a largo plazo.** Las dietas poco variadas, que te obligan a comer

una gran cantidad de un alimento concreto (mientras restringen otro) son muy difíciles de tolerar y por eso terminan abandonándose. Además, algunas de ellas pueden provocar déficits nutricionales importantes. Algunos ejemplos de este tipo de pauta serían la dieta de la piña o la dieta de la alcachofa.
- Por otro lado, las **dietas agresivas que provocan un déficit energético** también son muy difíciles de seguir, y pueden generar rechazo o efecto rebote, es decir, que recuperes los kilos que habías perdido con la dieta o incluso ganes algunos más al retomar la alimentación de antes. Como ejemplo de dietas agresivas, están las llamadas dieta militar o dieta de las 1.000 o 1.200 calorías.
- Por último, tampoco suelen ser saludables aquellas **dietas que se basan o se apoyan en preparados artificiales**, porque obviamente no los vas a consumir durante toda tu vida, y menos mal... Es cierto que estas dietas pueden suponer un impulso potente para perder peso en un momento determinado, pero te enseñan muy poco de una buena alimentación. Normalmente, estas son las dietas que te obligan a comprar barritas energéticas, batidos, tés y otros preparados artificiales que se comercializan con el nombre de la dieta. No caigas en ellas.

Cuando se trata de salud, no deberíamos hablar de dietas, sino de patrones de alimentación. Y es que a la palabra «dieta» se le suele suponer la connotación de ser temporal, mientras que un patrón de alimentación no tiene esta connotación. Sí hay patrones que sabemos que le sientan bien a tu cuerpo. Principalmente, son los que priorizan alimentos naturales y vegetales. Si los llamo dietas es porque es el nombre que reciben en la cultura popular. Vamos a comentar los principales.

La dieta mediterránea

Si hay una dieta que ha demostrado sentarle bien a tu corazón, esta es la dieta mediterránea.[15] Aunque se le pueden poner algunos peros, en general es una dieta con buena fama por sus beneficios cardiovasculares. La dieta mediterránea como patrón de alimentación se empezó a popularizar cuando en la década de los años cincuenta del siglo XX, en pleno auge de la enfermedad cardiovascular, investigadores de Estados Unidos se dieron cuenta de que en los países mediterráneos el infarto de corazón era mucho menos frecuente que en su país. Y por eso la dieta mediterránea es la más estudiada desde el punto de vista de la salud. Su principal valedor e impulsor fue el propio Ancel Keys, investigador principal del estudio de los siete países. En una de las conclusiones de dicho estudio (que incluía los hábitos alimentarios de Italia y Grecia) defendió que **la dieta mediterránea era el paradigma de una alimentación baja en grasas y protectora del sistema cardiovascular**.

Quizá el problema más común es saber en qué consiste una verdadera dieta mediterránea. Es importante aclararlo, porque cada región la interpreta a su manera y hay importantes diferencias entre lo que hoy solemos entender como dieta mediterránea y lo que de verdad es. Que no te engañen: se trata de un patrón de alimentación *plant-based*, es decir, **basado en plantas** o que consiste principalmente en alimentos de origen vegetal. La base de una dieta mediterránea son las verduras, los cereales integrales, las legumbres, las frutas, los frutos secos, las semillas, las hierbas y las especias, y su principal fuente de grasa es el aceite de oliva (¡virgen extra!). En una dieta mediterránea verdadera, el pescado, el marisco y los lácteos se consumen con moderación, y la carne roja y los dulces, solo excepcionalmente.

Se ha demostrado que las grasas monoinsaturadas del aceite de oliva virgen extra y de los frutos secos y las semillas (alimentos típicos de la dieta mediterránea) son beneficiosas para el nivel y la calidad de tu colesterol. Además, el pescado graso es una gran fuente de ácidos grasos omega 3, que constituyen una de las carencias nutricionales más importantes en la actualidad y que tienen un potente perfil antiinflamatorio (ayudan a disminuir la inflamación crónica de bajo grado), beneficioso para el sistema cardiovascular.

Pese a todo, **la dieta mediterránea no es perfecta, ya que incluye alimentos que sabemos que no son saludables, principalmente el alcohol**. En la dieta mediterránea, el consumo moderado de alcohol fermentado, principalmente vino, está aconsejado. Por su importancia, lo revisaremos a fondo más adelante, pero, si bien el alcohol puede reducir el riesgo de infarto, tiene otros peligros claros para la salud. Daña más que beneficia. Evítalo.

La dieta vegetariana o vegana

Seguir una dieta vegetariana o llevar un estilo de vida vegano está muy en boga. Entre las razones para pasarse a una dieta vegetal están las éticas y las medioambientales (no hacer daño a los animales y cuidar la naturaleza), pero también las de salud. Y es que entre las recomendaciones generales para una alimentación sana hay una directriz que siempre es un pilar básico: cuantos más alimentos vegetales incluya tu alimentación, mejor.

Hay varios tipos de patrones alimentarios vegetarianos: desde el más estricto, o vegano, hasta el más laxo, el ovolactovegetariano, que admite el consumo de huevos y productos lácteos. Se trate del tipo que se trate, se ha demostrado que en general, en comparación con la alimentación más habitual, **la dieta vegetariana o vegana disminuye la presión arterial, mejora la resistencia a la insulina, es la que más disminuye el colesterol LDL, ayuda mucho a perder peso**, reduce incluso el riesgo de sufrir cáncer y se ha asociado con una menor mortalidad cardiovascular.[16] Así que, si estás pensando en dejar de comer productos de origen animal, sean cuales sean tus motivos, que sepas que tu corazón, a tope contigo.

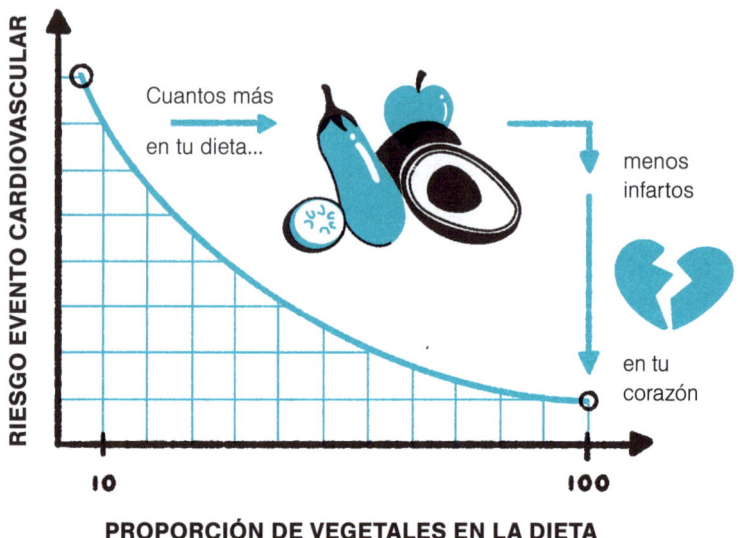

Figura 11: Relación entre la proporción de alimentos de origen vegetal en la dieta y el riesgo de sufrir un evento cardiovascular. Actualmente, los estudios apuntan a que, a mayor porcentaje, menor riesgo.

Como decía antes, uno de los motivos para pasarse a una dieta vegetariana o vegana es el medioambiental. Hoy día, el exagerado consumo de carne supone un gran problema medioambiental. Sustituir las fuentes de alimento animal por vegetal puede ser parte de la solución y, además, tu entorno influye indirectamente en tu salud, lo cual también es importante.

Como contrapunto, una dieta vegana (también llamada vegetariana estricta) acarrea el **déficit de una vitamina esencial, la B$_{12}$ o cobalamina**, que resulta necesaria para la integridad del tejido nervioso y de algunas células sanguíneas, así como para tener un buen metabolismo. Para las dietas ovolactovegetarianas, hay alimentos enriquecidos con esta vitamina, pero en general una dieta vegetariana o vegana implica la toma de un suplemento de B$_{12}$. Es posible que algunas personas, además, padezcan el déficit de otros micronutrientes, como vitamina D, hierro, zinc, selenio o determinados ácidos grasos omega 3 (concretamente, de tipo DHA y EPA), pero, si la dieta está bien planificada y se toman los suplementos necesarios para cada caso, esto no es lo normal.

En realidad, lo más importante si sigues una dieta vegetariana o vegana es que no incurras en el consumo de alimentos insanos. El marketing ha hecho pensar a mucha gente que llevar una dieta de este tipo es siempre saludable, pero nada más lejos de la realidad. Hay quien cree que una hamburguesa vegetal, un zumo de fruta o una crepe de mermelada son opciones saludables solo por no ser de origen animal, y esto es falso. Mucha gente incorpora un patrón de alimentación vegetariano creyendo que hace mucho por su salud, pero termina consumiendo multitud de alimentos vegetales procesados e insanos.

No obstante, debes saber que, si tienes en cuenta algunos conceptos y eres cuidadoso, **un patrón de alimentación vegetariano o vegano bien planteado es totalmente compatible con una buena salud en todas las etapas de la vida**. Esto incluye a niños y niñas, hombres y mujeres adultos, personas mayores, mujeres embarazadas y bebés lactantes.

¿Qué tendría yo en cuenta a la hora de seguir un patrón vegetariano o vegano desde el punto de vista cardiovascular? Para empezar, priorizaría opciones naturales y lo menos procesadas posible. Si es tu caso, basa tu alimentación en verduras enteras y legumbres, no tengas miedo a la fruta ni a los frutos secos, y elige una gran variedad de todo ello. Los cereales, siempre integrales. En cuanto a las formas de cocción, limita los fritos y opta por asar, cocinar al vapor, a la plancha, a baja temperatura o incluso al microondas. Además, reduce los procesados. Una hamburguesa vegetal puede ser una opción, pero que no sea la típica envasada, procesada y con multitud de aditivos: mejor si la haces tú. Lo mismo pasa con todos los fritos, los alimentos azucarados o los zumos. La fruta, recuerda, siempre entera.

Resumiendo, un patrón de alimentación vegetariano o vegano requiere de la suplementación con vitamina B_{12} y, en algunos casos, de otros micronutrientes. Si optas por este patrón, sobre todo te recomiendo que soluciones todas las dudas que te surjan. Hay profesionales que te pueden ayudar; existen nutricionistas especializados.

La dieta paleo

La dieta paleo o paleolítica es un patrón de alimentación que nace de un concepto: la agricultura y la industrialización permitieron la producción y el consumo de ciertos alimentos que, a pesar de ser proporcionados por la naturaleza, han sido sometidos a determinados procesos y modificaciones, de modo que nuestro cuerpo no puede absorberlos y utilizarlos tan bien como previamente, pues no está adaptado a ellos. Los defensores de esta dieta consideran que estos alimentos son los que están detrás de la hipertensión, la diabetes o el infarto. Por tanto, culpan a los procesados, pero también a los cereales, los lácteos y sus derivados, y las legumbres.

Así, este patrón de alimentación prima los alimentos naturales y los mínimamente procesados. Es decir, los alimentos que nutrieron a nuestra especie desde hace 2,5 millones de años hasta hace unos diez mil años, los que en el pasado se podían obtener mediante la caza y la recolección. Concretamente, carnes magras, pescado, frutas, verduras, frutos secos y semillas. Parece buena idea, y en cierto modo tiene sentido. Pero también es verdad que hay alimentos de origen posterior a esta ventana de tiempo a los cuales estamos perfectamente adaptados y que han demostrado ser totalmente compatibles con una alimentación saludable, como, por ejemplo, las legumbres.

Desde el punto de vista de la salud, sabemos que la dieta paleo le sienta muy bien a tu tensión arterial, pues es uno de los patrones alimentarios que más la disminuye, junto con la dieta DASH (que corresponde a las siglas de *Dietary Approaches to Stop Hypertension*, «dieta para parar la hipertensión»). También sabemos que, bien planteada, **la dieta paleo mejora la resistencia a la insulina, se cuenta entre los patrones fáciles de llevar en el día a día (se tolera muy bien) y es totalmente compatible con una buena salud**. No cuesta mucho hacerse a comer filetes o carne al horno con ensalada, cenar salmón con verdura o desayunar leche con huevo, fruta y frutos secos. Lo que más le gusta a tu corazón de este patrón de alimentación es que se basa en lo «natural» y poco procesado. Seguir una dieta paleo suele significar cocinar los alimentos de manera muy natural, y esto resulta muy positivo.

Sin embargo, hay algunos aspectos de la dieta paleo que no me acaban de convencer. Principalmente, que **incluye carne** roja, un alimento que no se considera muy aconsejable ni para tu salud ni para el medio ambiente. Tampoco me convence que excluya alimentos que sí son muy aconsejables, como las legumbres y los cereales integrales, una buena fuente de fibra, vitaminas y minerales. El problema no está solo en no comer legumbres ni cereales, sino en el tipo de alimentos con los que se sustituyen, principalmente huevos y carne.

Podría destacar otras dietas, como la DASH o la cetogénica. De la primera, para empezar, no me gusta el nombre. Como decía, en inglés DASH significa «dieta para parar la hipertensión». Es decir, a pesar de que es un patrón de alimentación saludable, lleva implícito un objetivo y está muy vinculado a una enfermedad. Yo no creo en cronificar ninguna enfermedad, sino en superarla y, sobre todo, en prevenirla. Existen muchos patrones de alimentación saludables, por lo que no necesitas una dieta diseñada para la enfermedad si quieres vivir con salud. De la segunda dieta, la cetogénica, te hablaré más adelante.

Es difícil comparar distintas dietas entre sí. Se ha publicado algún estudio importante[17] que ha comparado indirectamente los efectos de diversos tipos de patrones de alimentación o dietas consideradas saludables. A primera vista, los resultados parecen interesantes, pues algunas de las conclusiones son que la dieta que más baja la presión es la paleo, que la que más potencia una pérdida de peso es la dieta baja en carbohidratos o que la que más mejora el colesterol es la mediterránea. Ahora bien, en estos trabajos pasó algo curioso: si bien los resultados a seis meses fueron buenos, a los doce meses… casi todo se perdía. Cualquiera que haya intentado seguir un régimen sabe perfectamente de lo que estoy hablando. **Todas las dietas tienen sus pros y sus contras, pero el problema común a todas ellas es la adherencia, sobre todo cuando hay que mantener un déficit calórico**, es decir, cuando hacemos dieta porque queremos perder peso. ¿Qué nos dice esto? Que, más que hacer dieta, lo que importa es que puedas mejorar tu patrón de alimentación y mantenerlo con el tiempo. Cada régimen tiene sus pros y sus contras, pero, al final, **lo mejor para tu salud es que te alimentes con productos nutritivos y saludables**.

Quizá, el mejor mensaje que puedo darte es que destierres la palabra «dieta» de tu día a día. Lo malo que tienen las dietas es eso, que son dietas. Hay que olvidarlas y mejorar nuestra manera de alimentarnos. Para la mayoría de los contextos, la dieta debería empezar y acabar en la puerta del supermercado. El éxito está en la elección de los mejores alimentos. Si mejoras la calidad de lo que comes, es muy probable que acabes mejorando tu salud e incluso que, si tienes exceso de grasa, acabes perdiéndola sin mucho esfuerzo.

Sobre las proteínas, las grasas y los hidratos

Durante muchos años, la ciencia ha investigado acerca de la importancia de los macronutrientes. El problema es que la industria se ha percatado de la importancia de estas investigaciones y se ha aprovechado de ellas inventando reclamos de marketing que tienen que ver con los macronutrientes. Las empresas de alimentación manipulan el mensaje con fórmulas como «bajo en grasas», «sin azúcares» o «alto contenido en proteínas». El objetivo es que compres, compres y compres. Se las saben todas.

> ### ¿QUÉ SON LOS MACRONUTRIENTES?
>
> Los macronutrientes son las sustancias capaces de aportarnos energía al consumirlas. Consisten principalmente en tres grupos: las proteínas, las grasas y los hidratos de carbono, aunque hay otros, como el alcohol. Estos nutrientes tienen otras funciones aparte de la energética, pero precisamente se diferencian de los micronutrientes como las vitaminas y los minerales en que estos últimos se necesitan en menor cantidad y no cumplen una función energética.

Según la nutrición clásica, la dieta ideal estaba compuesta por un 55 por ciento de hidratos, un 30 por ciento de grasas y un 15 por ciento de proteínas. Gran mensaje… que nadie aprovechó nunca. Y es que te hablaba de macronutrientes en lugar de hablarte de tipos de alimentos. Esto hacía que fuera dificilísimo de aplicar. Si alguna vez has intentado calcular el porcentaje de cada macronutriente de lo que consumes, seguro que sabes que se trata de una tarea ardua. Implica buscar en libros o en internet qué proporción de cada macronutriente tiene cada alimento que ingieres para multiplicarlo por el peso del alimento en cuestión. Calcularlo cada día y en cada comida es todo un suplicio. Si te acostumbras a hacerlo, probablemente cogerás algo de soltura y cada vez lo harás más rápido, pero en realidad calcular los macronutrientes nunca dejará de ser una tarea tediosa que nadie en su sano juicio querría (ni podría) llevar a cabo en su día a día. Además, no es necesario para tu salud. Los humanos no lo hemos hecho nunca en nuestra historia, salvo en determinados casos o enfermedades. Por eso, no te recomiendo seguir ningún patrón de alimentación que te obligue a contar macronutrientes.

Un ejemplo de dieta que tiene muy en cuenta los macronutrientes es la **dieta cetogénica**, también llamada dieta keto. Se trata de un patrón de alimentación tan defendido como odiado que tiene mucho de fisiología y que genera recelo debido a que se aleja del patrón de alimentación que solemos considerar «normal». La dieta cetogénica tiene como objetivo generar una situación de cetosis para aportar energía al organismo. En una situación de cetosis, tu cuerpo usa las grasas como combustible, y para ello precisa de la génesis de cuerpos cetónicos, que son la forma energética de la grasa una vez procesada por nuestro cuerpo. Para llegar a la situación de cetosis, hay que restringir mucho los hidratos de carbono de nuestra alimentación (las legumbres, los cereales, los tubérculos, la mayoría de los procesados y casi toda la fruta), con lo cual el cuerpo se ve forzado a emplear energía desde el sustrato graso a través de los cuerpos cetónicos. Por eso, aunque hay distintos tipos de dieta cetogénica, todas suelen aportar menos de 50 gramos de hidratos de carbono al día. En general la alimentación en un patrón cetogénico consiste en priorizar verduras con mucha fibra, carnes, pescado y alimentos ricos en grasa saludable, como algunos quesos o el aceite de oliva virgen extra.

Las dietas cetogénicas tienen aplicaciones médicas: se emplean de manera terapéutica en algunos tipos de epilepsia y en situaciones de obesidad mórbida. Y es que se trata de uno de los patrones de alimentación con los que es más sencillo perder peso, además de que puede ayudar a controlar las situaciones de resistencia a la insulina (una condición asociada a la obesidad y la base de la diabetes). Además, **la dieta cetogénica mejora el** metabolismo energético celular y la calidad del colesterol, ya que disminuye los triglicéridos y aumenta el colesterol HDL. Como contrapartida, puede ser mal tolerada al principio (pues puede provocar náuseas, dolor de cabeza y sensación de debilidad), suele **aumentar el nivel de colesterol LDL** (relacionado con el riesgo de infarto y la mortalidad) y en algunos estudios se ha asociado con un mayor riesgo de arritmias. Personalmente, dudo que sea una buena estrategia para mantener a largo plazo. Porque en salud es tan importante la exposición a un factor de riesgo como el tiempo de exposición a este. Por tanto, **en algunos escenarios concretos, la dieta keto me parece una herramienta potente y útil, pero en general solo es recomendable en periodos cortos.**

De todos modos, y a no ser que sigas un patrón de alimentación como el cetogénico, **contar macronutrientes no es necesario. Ningún ser vivo lo hace, y nosotros enfermamos más que el resto de las especies**, así que es improbable que la solución a la enfermedad esté en contar minuciosamente los macronutrientes. Pero entonces, para tu corazón, ¿hay algún patrón de macronutrientes más saludable que otro? La respuesta es, cuando menos, curiosa.

En el mundo, además de los t'simanes, hay varias poblaciones de cazadores-recolectores que siguen alimentándose de lo que da la tierra: de animales y, sobre todo, de plantas. Los hadzas de Tanzania, los hiwis de Colombia y Venezuela o los inuits (los pueblos que habitan en las regiones árticas de América del Norte) son algunas de ellas, y sus tasas de enfermedad cardiovascular y de cáncer son menores que las de las poblaciones industrializadas.[18] Si bien estas zonas tienen un excelente estilo de vida en todos los sentidos, quizá te sorprenderá saber que sus dietas, comparadas entre sí, son muy distintas. Mientras que los t'simanes de Bolivia comen fundamentalmente vegetales, los hiwis o los hadzas consumen mucha más carne o pescado. Pero todas estas poblaciones tienen algo en común: comen únicamente lo que les da la tierra. Y, probablemente, ese es el secreto. No importa tanto la proporción de lo que comes, sino que tu alimentación se base en alimentos naturales.

Este argumento solo tiene una salvedad, y es que en nuestro medio las proteínas son el macronutriente más olvidado. En muchos casos, las personas no consumen el mínimo necesario para estar saludables, que se estima en 0,8 miligramos por kilo de peso, y, para las personas que hacen ejercicio de forma regular, entre 1 y 1,3 miligramos por kilo de peso. No es necesario contarlo así, pero, si haces ejercicio, es buena idea que en tus comidas principales (desayuno, comida o cena, si los haces) incluyas una porción de proteína saludable, como las legumbres o el pescado o carne de ave sin procesar, y, si puedes, que tu consumo de proteínas sea variado. Así te asegurarás de llegar a las dosis óptimas de este macronutriente.

En resumen: **olvida los macronutrientes y consume alimentos naturales**. No se anuncian como light ni bajos en azúcares, pero te ofrecen la nutrición perfecta. Tu cuerpo se ha adaptado a ellos durante millones de años. Aprovéchalos.

Los ultraprocesados

Si hay algo que está lejos de los alimentos naturales es la comida ultraprocesada, que nos ha dañado muchísimo. Pero antes de nada es importante que entiendas qué es un alimento procesado y qué es un alimento ultraprocesado, porque no son lo mismo.

Los alimentos procesados son los que no son frescos, están destinados al consumo humano y han sido sometidos a operaciones que los hacen adecuados para su consumo, preparación o almacenamiento. Por ejemplo, unas verduras troceadas y congeladas o unas legumbres cocidas en bote. En cambio, **los alimentos ultraprocesados** son aquellos productos comestibles que se elaboran a partir de ingredientes procesados (es decir, ya modificados) y que no contienen ingredientes frescos en su presentación final, o, dicho de otro modo, que no tienen ningún alimento completo en su composición. Ejemplos de alimentos ultraprocesados son la comida rápida, los aperitivos envasados (patatas, tortitas de maíz, cortezas...), las galletas, los cereales empaquetados, la bollería, los precocinados y algunos productos congelados.

El problema de los ultraprocesados es que nos encantan. Y si nos gustan tanto es porque la industria alimentaria, que vive de que consumamos estos productos, les añade todo eso que hace que queramos repetir. Si fueran saludables, no habría problema con consumirlos a menudo, pero no lo son. Y no hablo solo de tartas y dulces. Ojalá el problema se limitara a esto. Pero el problema es que en la actualidad es más fácil encontrar ultraprocesados que productos frescos, y la mayoría de la cesta de la compra de muchos hogares se compone principalmente de los primeros. Cereales para el desayuno, pizzas preparadas, calamares rebozados o croquetas, zumos de frutas, yogures de sabores, pastillas de caldo concentrado, pan blanco... ¿Te suenan? Todos estos productos pueden ser ultraprocesados, con muchos aditivos, azúcar y sal, y menos nutrientes que los alimentos frescos.

Pero **¿cuál es el problema de los ultraprocesados?** Pues, para empezar, es comida muy calórica que aporta mucha más energía que los alimentos naturales. Además, también son menos saciantes y hacen que necesites volver a comer antes. En muchos casos, la ansiedad que muchas personas experimentamos a las pocas horas de comer y que clásicamente se ha mal llamado bajada de azúcar no es más que una respuesta fisiológica de nuestro metabolismo, que gestiona especialmente mal los productos ultraprocesados. Por otro lado, son productos que suelen presentar una gran cantidad de azúcares simples, que no son recomendables salvo en circunstancias muy particulares. Aportan grasas perjudiciales como las trans y mucha sal, además de poca fibra, calcio, magnesio, vitamina B_1 y ácido fólico.

¿CUÁL ES EL CULPABLE?

Muchos consideran que el consumo de grasa, especialmente la saturada, es el causante de la epidemia de obesidad y mala salud que vivimos. Entre ellos está la medicina más clásica. Otras voces, más en boga en las redes sociales, culpan al azúcar. La realidad es que el consumo de grasa disminuyó hace ya unas décadas, pero cada vez estamos más obesos. Y, por otro lado, el consumo de azúcar ha experimentado un descenso en los últimos años, y seguimos más obesos. Sin embargo, hay algo que está aumentando en paralelo con la prevalencia de la obesidad: el consumo de calorías.

En redes intentarán polarizarte, ya que es lo que vende, pero probablemente estamos más gordos porque comemos más. Así de simple, así de fácil de entender. Y los procesados, por la mayor tasa calórica, por su menor poder saciante y por ser cada vez más consumidos, posiblemente están detrás de todo esto.

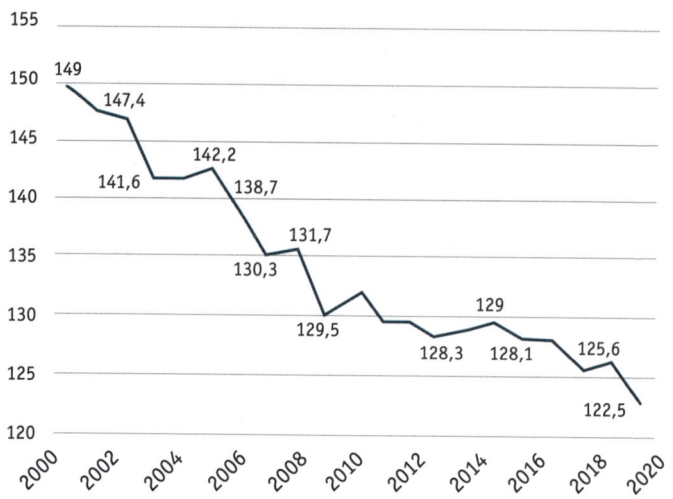

Figura 12: Consumo de edulcorantes calóricos en Estados Unidos entre los años 2000 y 2020 (en libras).[19]

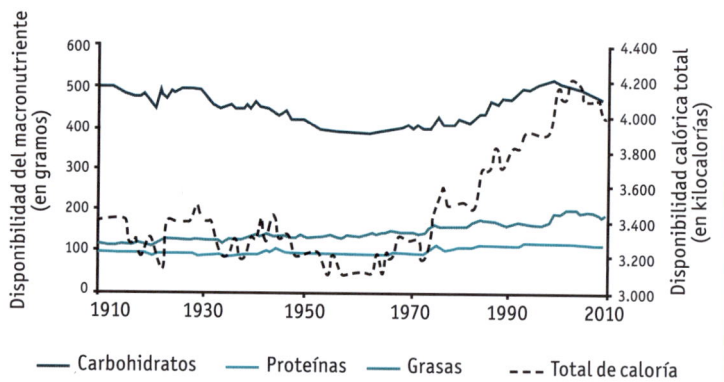

Figura 13: Consumo de cada tipo de macronutriente y de calorías per cápita en Estados Unidos desde 1909 hasta 2009.[20]

Por si todo esto fuera poco, los niños, víctimas del marketing, son los principales consumidores de los productos ultraprocesados, pues los desean y los piden. Esta situación es terrible, ya que, en edad de crecimiento físico y de maduración mental, estos productos no aportan nada bueno. Por no hablar del riesgo que acarrea que los consuman personas con diabetes, hipertensión, colesterol elevado, obesidad o problemas cardiovasculares. Nunca me cansaré de decir que los alimentos óptimos, los mejores, son los naturales, los que crecen de la tierra o campan a sus anchas, los que no necesitan etiqueta ni envase, porque son más saciantes, más equilibrados y más nutritivos.

Entonces ¿cómo podemos detectar los ultraprocesados? Para ello debes leer las etiquetas de los productos, que es donde verás si llevan aditivos, azúcar o sal, y en qué cantidad. Puede parecer difícil, pero terminas cogiéndole el truco. Una manera fácil de detectar un producto ultraprocesado es mirar la etiqueta y ver si contiene cuatro o más ingredientes. Ojo: no es un método infalible, pero, si se cumple, probablemente sea un ultraprocesado. Tu cesta de la compra debería estar principalmente compuesta por productos frescos, de los que no necesitan etiquetas. Los demás deberían ser la excepción. Aquí tienes una guía que te puede ayudar a detectar ultraprocesados y a diferenciarlos de los buenos procesados, aunque de algunos de ellos hay que hacer un consumo moderado.

ALIMENTO	PROCESADOS SALUDABLES	ULTRA-PROCESADOS O PROCESADOS NO SALUDABLES	PROCESADOS DE LOS QUE NO HAY QUE ABUSAR
Panes	Integrales cien por cien o de grano entero	Pan blanco o de molde refinado	
Pastelería	Ninguno	Todos	
Harinas	Harina de legumbres (garbanzo) o de frutos secos (castaña, almendra...)	Harina refinada	Espelta, quinoa, trigo integral, centeno integral, maicena...
Azúcares	No existen	Todos los endulzantes (miel, azúcares varios, panela...)	
Pastas	Integral o de legumbres	Pasta refinada, platos preparados de pasta	
Legumbres	En bote, secas o congeladas	Platos preparados con legumbres, patés de legumbres (hummus)	
Verduras (elaboradas)	Verdura envasada, cortada o congelada	Platos preparados con verduras tipo cremas envasadas o encurtidos	
Frutas (elaboradas)	Fruta envasada, cortada o congelada	Fruta en almíbar, fruta escarchada, fruta desecada, fruta liofilizada, puré de fruta	
Setas	Envasadas, congeladas, en bote o desecadas	Platos preparados con setas	

ALIMENTO	PROCESADOS SALUDABLES	ULTRA-PROCESADOS O PROCESADOS NO SALUDABLES	PROCESADOS DE LOS QUE NO HAY QUE ABUSAR
Carnes (elaboradas)	Carne picada por el carnicero, carne congelada	Hamburguesas envasadas del súper o nuggets, platos varios preparados con carne	
Pescados y mariscos (elaborados)	Pescado cortado envasado, pescado congelado	Surimis, rebozados	Conservas o salados
Fiambres y embutidos	No hay. El jamón ibérico, tampoco. Drama. Lo sabemos	Todos	
Frutos secos	Pelados, tostados	Fritos, azucarados, salados, cremas de frutos secos	
Semillas	Peladas, tostadas	Fritas, saladas, pasta (tahini)	
Leche	UHT, pasteurizada	Azucarada	Desnatada, preparados lácteos
Yogures/lácteos fermentados	Yogur natural, kéfir	Azucarados	
Especias	Todas	Ninguna	
Quesos	Queso fresco	Quesitos azucarados, fundidos	Quesos de untar, rallados
Aceites	Aceite de oliva virgen extra (AOVE)	Aceites refinados que no sean AOVE: de girasol, de colza, de uva, de palma...	Aceite de coco crudo
Salsas	Mejor prepáralas tú en casa	Con aceites poco saludables, azucaradas, con mucha sal	Alguna ya preparada con ingredientes naturales

ALIMENTO	PROCESADOS SALUDABLES	ULTRA-PROCESADOS O PROCESADOS NO SALUDABLES	PROCESADOS DE LOS QUE NO HAY QUE ABUSAR
Derivados lácteos	Cuajada	Azucarados, postres industriales, helados...	Mantequilla
Bebidas vegetales	Sin azucarar	Azucaradas	
Derivados de la soja	Tofu, tempeh, natto	Azucarados o preparados de soja con muchos aditivos	
Zumos	Ninguno	Zumos envasados, néctares, mostos	Batidos
Bebidas azucaradas	Todas son ultraprocesadas y no deberías incluirlas en tu dieta		
Bebidas alcohólicas	No hay	Todas	
Otras bebidas	Té, café, infusiones, agua con gas	Bebidas edulcoradas	Bebidas fermentadas (kéfir, kombucha)
Aperitivos y snacks	Alguna excepción, como el hummus preparado	Patatas fritas, etc.	

El ayuno intermitente

Saltarse el desayuno o acostarse sin cenar nunca estuvo tan de moda. El ayuno intermitente choca firmemente con uno de los eslóganes nutricionales que más efecto tuvo en los ochenta y los noventa del siglo pasado: «Hay que hacer cinco comidas al día». Quizá por eso tiene tantos detractores, que lo consideran una práctica peligrosa.

Te voy a contar una anécdota. Hace tres o cuatro años quise perder algo de peso, unos cuatro o cinco kilos. Y, por comodidad, decidí, sin más criterio que el mío, dejar de desayunar. Cuando me levanto suelo ir con prisa al trabajo, y siempre había desayunado porque «había que desayunar» y porque «es la comida más importante del día». Como mucha gente, pensaba: «¿Cómo voy a empezar el día sin tomar nada? Si no desayuno, me dará un bajón de azúcar». Pero me armé de valor y dejé de desayunar unos tres o cuatro días a la semana.

Cuál fue mi sorpresa cuando comprobé que a las pocas semanas conseguí, sin NINGÚN esfuerzo, perder esos kilos. Y lo mejor fue que lo hice sin pasar hambre, disfrutando más que nunca de las comidas (comía sin remordimientos, sabiendo que era difícil pasarme con las calorías) y rindiendo más que nunca en el gimnasio, con un control total de la saciedad.

Desde aquel día, suelo realizar ayuno intermitente (así se llama esto de saltarse una comida) unos tres o cuatro días a la semana. ¿Cuándo? Cuando me levanto sin hambre. Más fácil imposible. Tú también puedes hacerlo. Empieza a escucharte y te darás cuenta de que muchas veces comes por comer. Por eso, quizá la recomendación más importante que puedo darte es que no comas porque sí. Que disfrutes de la comida. ¡Que no te esclavice! Que comas las veces y la cantidad que te sirva para saciarte, sin más. Por supuesto, el ayuno intermitente no es para todo el mundo, pero eso no significa que sea peligroso. Salvo que padezcas alguna enfermedad (como una diabetes mal controlada), hay muy poco riesgo de que enfermes por esperar un poco más para ingerir tu siguiente comida. Por otro lado, hay quien afirma que el ayuno intermitente es muy beneficioso. También tengo reservas al respecto, ya que si sigues tomando comida de mala calidad no vas a ganar mucho en salud por retrasar un rato tu siguiente comida.

Entonces ¿el ayuno intermitente es beneficioso o no? Lo primero que hay que aclarar es que **no se trata de una dieta, como muchos creen. Simplemente consiste en acortar la ventana de alimentación y alargar la de ayuno**, independientemente de lo que comamos. Lo más importante que debes saber es que, fisiológica y evolutivamente, tiene sentido que estemos adaptados al ayuno. De la misma forma que tus músculos o tu cerebro se benefician de descansar, tu sistema digestivo también lo hace, y ayunar le sirve para repararse y prepararse para la próxima comida. De hecho, no hay ningún mamífero en la Tierra que ingiera alimento continuamente… salvo el ser humano a partir de la segunda mitad del siglo XX. Es coherente pensar que nuestro sistema digestivo ha evolucionado para optimizarse cuando tiene ventanas de actividad y ventanas de descanso.

Hay estudios que han asociado el ayuno intermitente con algunos indicadores indirectos de salud, pero no se ha valorado su realización regular con la aparición de la enfermedad del corazón. Por eso, debemos ser cautos al respecto. Ahora bien, si haces ayuno intermitente, es posible que estés beneficiando a tu salud, principalmente, por dos caminos. El primero es que, si tienes un exceso de grasa, es mucho más fácil perder peso, con lo cual puedes ayudar a mejorar uno de los principales factores de riesgo de la enfermedad cardiovascular. Y, por otro lado, hay cierta evidencia que apoya la idea de que el ayuno intermitente genera beneficios cardiovasculares que van más allá de la pérdida de peso que suele promover.[21] Entre ellos:

- Disminuye el colesterol LDL.
- Disminuye la tensión arterial.
- Mejora la frecuencia cardiaca: el corazón late más despacio.
- Mejora la resistencia a la insulina: al comparar la pérdida de peso con una dieta convencional frente a la pérdida de peso con ayuno intermitente, la glucosa en sangre es mejor en las personas que realizan ayuno intermitente.
- Mejora la inflamación crónica de bajo grado, pues disminuye los niveles de algunos marcadores de inflamación.

Además, sabemos que todos estos beneficios se asocian a un menor riesgo de sufrir infarto y otras enfermedades de corazón. También sabemos que estos aparecen rápidamente: entre dos y cuatro semanas después de empezar a hacer ayuno intermitente a días alternos. Es cierto que se producen de forma más acentuada cuando el ayuno deriva en una pérdida de peso, pero algunos estudios revelan que tienen lugar aunque no se pierda peso.

¿Cómo es posible conseguir todo esto cambiando únicamente el momento en que se ingiere la comida? Pues, fíjate, probablemente detrás de ello está el hecho de que toda forma de ayuno implica una restricción calórica que al menos es temporal. Esta restricción puede ayudar a perder grasa o no, pero lo que sí implica es una reducción del estrés oxidativo celular, algo que a su vez disminuye la inflamación sistémica (o inflamación crónica de bajo grado) de tu cuerpo, lo cual es beneficioso para el sistema cardiovascular. Por otra parte, provoca un estado cetogénico (o de flexibilidad metabólica) temporal, que también disminuye la inflamación sistémica. Todos estos factores son beneficiosos, e incluso en algún estudio se ha visto que, en modelos animales, el ayuno parece un factor protector de la longevidad de las células y de la proteostasis, y que protege frente al *inflammaging*.[22] Por tanto, son estos factores asociados los que hacen que **el ayuno intermitente pueda ser una estrategia beneficiosa para tu salud y tu corazón**.

Así que, tanto si buscas una buena herramienta para perder grasa como si sencillamente quieres optimizar tu estado metabólico, realizar ayuno intermitente algunos días a la semana te va a funcionar. Y, lo que es mejor, le va a ir bien a tu corazón.

5
ACLARANDO LOS MITOS DE LA ALIMENTACIÓN

Qué alimentos son saludables y cuáles no

La sal

En la naturaleza, la sal escasea. Por eso hemos desarrollado una sensación de apetencia hacia ella, nos encanta la comida salada. Pero igual que ocurre con el azúcar y otros micronutrientes, si bien estamos adaptados y aprovechamos cantidades moderadas de ellos (o las necesitamos, como el sodio que contiene la sal), un exceso y, sobre todo, un exceso crónico, nos desadapta y enferma.

LOS MICRONUTRIENTES

Los micronutrientes son sustancias que los seres vivos necesitamos para funcionar adecuadamente, y que se emplean para realizar muchas —muchísimas— reacciones y funciones metabólicas. La mayoría se obtienen de la alimentación, y los más conocidos son las vitaminas y los minerales.

La sal es cloruro de sodio. De hecho, su principal ventaja es precisamente que constituye la principal fuente de sodio, que es esencial para la vida. El sodio es el principal ion extracelular (un elemento químico que está en el interior de tu organismo, pero fuera de tus células) y, como seres vivos, muchos de los procesos bioquímicos que tienen lugar en nuestro cuerpo ocurren gracias a un equilibrio entre el sodio que hay dentro y fuera de cada una de nuestras células. Entre estos procesos que dependen del sodio, están la contracción y el bombeo cardiaco. El sodio es esencial, sí, pero resulta óptimo dentro de un rango. **Consumir más de 5 gramos al día se asocia a más problemas cardiovasculares, a más ictus, a más infartos y a una mayor mortalidad prematura.** Esto se debe a que un consumo elevado y continuo de sal (y, por consiguiente, de sodio) provoca la aparición de hipertensión, ya que tomar demasiada sal promueve que tus riñones no puedan regular de manera óptima la excreción de agua y sodio.

Veamos por qué: por nuestra sangre circulan miles de sustancias diluidas, y entre ellas hay iones, uno de los cuales es el sodio. Para funcionar correctamente, nuestro cuerpo siempre tiene que mantener una proporción entre el agua y las sustancias dentro de un rango delicado y preciso, para que la sangre fluya y las sustancias también. Si tu sangre tiene más sustancias (por ejemplo, más sodio), necesitarás más agua para mantener esa proporción. Y, como además tu cuerpo está muy preparado para ahorrar todo el sodio posible (porque, como te he comentado, en la naturaleza es un bien escaso), tus riñones no lo expulsan con facilidad y, ante un aumento de sodio en tu sangre (porque tomas más de la cuenta en la dieta), es más fácil retener más agua que expulsar más sodio.

Este aumento de sodio, con la retención de agua subsiguiente, deriva en un aumento de líquidos en el cuerpo. Una de las consecuencias es que las arterias deben soportar más líquido y, por tanto, aumenta la presión dentro de ellas. Si esto se produce de forma ocasional, no supone un problema, pero si se cronifica puede resultar en cambios y adaptaciones en tu sistema circulatorio, que a la larga sabemos que son perjudiciales. Por ejemplo, tus arterias se engrosarán y crecerá su capa media (que contiene músculo), que se hará más rígida y perderá elasticidad, una propiedad fundamental para que estos vasos desarrollen su función correctamente. También habrá cambios en tu corazón, que se volverá más grueso para poder vencer estas mayores presiones, y, en contrapartida, se hará menos distensible y se llenará peor, algo que aumentará la probabilidad de que sufras insuficiencia cardiaca.

Es posible que hayas oído que no tiene sentido reducir la cantidad de sal de nuestra dieta. Este mensaje suele ser una mala interpretación de una información cierta. Lo que ocurre es que tradicionalmente se ha recomendado consumir menos de 2,5 gramos de sodio al día, es decir, unos 5 o 6 gramos de sal o una cucharadita de café rasa. Pero, como decía, si bien sabemos que más de 5 gramos de sodio (o unos 12,5 gramos de sal) diarios aumentan el riesgo de sufrir eventos cardiovasculares, no hay evidencia clara de que, por debajo de esa cantidad, menos sodio signifique menos riesgo. Dicho de otra manera: no sabemos si restringir al máximo la cantidad de sodio diaria protege más que no pasarnos de esos 5 gramos al día. Algunos estudios incluso parecen sugerir que consumir menos de 2,5 gramos de sodio al día aumenta el riesgo de sufrir enfermedad cardiovascular.

Y, por cierto, menos mal. Porque la triste realidad es que nadie va por ahí pesando los gramos de sodio que introduce en su dieta cada día. Es muy complicado calcularlo de manera fehaciente. Entonces, dejémonos de rollos: ¿qué te recomiendo con la sal? El mensaje es sencillo: **un consumo elevado de sal es perjudicial. Un consumo no elevado, moderado, parece seguro**. Pesar la sal que ingieres es casi imposible, pero adoptar medidas que impidan que te pases con la sal es muy sencillo. ¿Cómo? No consumas procesados, quita el salero de la mesa, al cocinar cambia la sal por especias o hierbas, y no compres concentrados de caldo (¡son casi terrones de sal pura!): prepáralo tú mismo, como se ha hecho toda la vida.

El alcohol (incluido el vino)

Ay, el alcohol. Hay pocas sustancias que nos hayan acompañado durante toda la historia (y parte de la prehistoria) y que desempeñen un papel tan importante en la sociedad… a pesar de ser tan y tan perjudiciales. Es bien cierto que los amigos y la familia son muy importantes para tu salud. No estás hecho para pasar tus días en soledad, sino para rodearte de tus seres queridos. Y sí, claro que eso implica disfrutar del tiempo que pasas con ellos, pero, desgraciadamente, muchas veces relacionamos las reuniones con amigos o familia con tomar alcohol, cosa que es dañina para la salud.

Muchos compañeros de profesión han defendido el alcohol y han alabado sus propiedades supuestamente cardioprotectoras. Incluso puedo decir que en el pasado cercano la posición más extendida entre los cardiólogos era defender el consumo moderado de vino. Quiero pensar (porque prefiero pensar bien) que esto se debía a un conocimiento parcial de la evidencia científica, o a que ciertas conclusiones de determinados estudios se sacaban de contexto.

¿Por qué digo esto? Porque el consumo moderado de alcohol, efectivamente, protege del infarto de corazón. Los análisis de estudios retrospectivos concluyen que las personas que beben poco alcohol, pero regularmente (una o dos copas de vino al día en los hombres y media copa o una copa en las mujeres) presentan menos tasa de infarto, sobre todo por encima de los sesenta y cinco años. Estas conclusiones tienen todo el sentido, dado que el alcohol tiene propiedades antiagregantes, lo que significa que dificulta la formación de trombos. Y la trombosis es un paso clave para que se produzca un infarto. Además, el alcohol es vasodilatador, es decir, dilata los vasos sanguíneos. Y, si hay una placa de colesterol obstruyendo alguna arteria, la dilatación puede disminuir el grado de obstrucción. De hecho, algunos fármacos para aliviar la angina de pecho funcionan porque producen una dilatación en las arterias. Por si fuera poco, algunos compuestos de bebidas alcohólicas (como los polifenoles del vino tinto, llamados flavonoides) son antioxidantes y antiinflamatorios, y varios estudios de laboratorio los han asociado con una mejor salud cardiovascular.

Pero, por otro lado, el alcohol es una sustancia tóxica para el corazón. **Un consumo excesivo episódico de alcohol puede provocar arritmias** que requieran un manejo hospitalario (con «consumo excesivo episódico» no me refiero solo a emborracharse, sino también a tomar una copa de vino demasiado a menudo). A la vez, **diversos estudios han asociado un consumo reducido de alcohol con enfermedades cardiovasculares como hipertensión arterial, arritmias, insuficiencia cardiaca, ictus o muerte súbita.**[23] En cuanto a enfermedades al margen de las cardiovasculares, **el consumo moderado de alcohol se ha vinculado con el desarrollo de cirrosis hepática y con muchos tipos**

de cáncer. Y no hay que olvidar que también está implicado en la **mortalidad por causa accidental**, especialmente en los accidentes de tráfico, un efecto que se aprecia incluso con un consumo bajo de alcohol.

En lo que respecta al alcohol, yo lo tengo muy claro. Las borracheras están detrás de una de cada diez muertes de adultos jóvenes.[24] Incluso estudios importantes han concluido que el alcohol es el primer factor de riesgo de mortalidad en la población de entre quince y cuarenta y nueve años. Por todo ello, en mi opinión, el nivel a partir del cual el alcohol empieza a ser perjudicial es CERO miligramos. Y este debería ser el mensaje que todo sanitario diera al mundo.

El azúcar

El azúcar o sacarosa es el resultado de unir dos hidratos de carbono simples: la glucosa y la fructosa. Durante mucho tiempo se ha considerado un alimento sano, sobre todo porque lo toleramos estupendamente y porque todas nuestras células emplean la glucosa como combustible para crear energía. La fructosa, por cierto, es un análogo de la glucosa que también podemos metabolizar y aprovechar.

Tiene sentido pensar que el azúcar es sano. Si es el combustible básico de nuestro cuerpo y podemos complementar nuestra comida con él o tomarlo como alimento, y además tiene un sabor dulce que nos encanta…, bienvenido el azúcar, ¿no? Pues no, desgraciadamente esto no es así. Hoy sabemos que **hay una asociación clara y directa entre el consumo de azúcar y el riesgo de sufrir hipertensión, diabetes y obesidad, así como infarto y enfermedad cardiovascular**.[25]

Suena contraintuitivo, pero tiene una explicación fisiológica. Para empezar, el azúcar no es un nutriente esencial. Esto significa que tu cuerpo es capaz de fabricar todo el que necesita a partir de los nutrientes que tomas y que, en el caso de que sean insuficientes, puede conseguir energía a partir de otros sustratos energéticos, como las grasas. Dicho de forma simple: **puedes vivir perfectamente sin comer azúcar**. Pero, sobre todo, el azúcar es muy poco nutritivo, es simplemente energía. ¿Alguna vez has oído decir que el azúcar son «calorías vacías»? Pues es cierto. El azúcar no aporta vitaminas, ni minerales, ni nada que no sea pura energía. Puede ser un alimento interesante, sobre todo para los deportistas, pero en general tu cuerpo funciona mejor cuando tomas alimentos completos, que te aportan tanto energía como otros micronutrientes, vitaminas o minerales, como es el caso de la fruta. Por si fuera poco, nuestro cuerpo gestiona mal el exceso de azúcar simple, porque, como en el caso de la sal, está adaptado a un entorno donde solía ser un recurso poco común.

Y es que en la naturaleza los azúcares son escasos. Es precisamente por eso por lo que nuestro cuerpo ha desarrollado apetencia hacia el azúcar. Nos encanta lo dulce porque en la naturaleza encontrar dulce significa encontrar fruta o miel, alimentos capaces de rellenar nuestros depósitos de glucógeno muy rápidamente y, por tanto, proporcionarnos energía de forma fácil, lo que puede suponer una ventaja ante una situación estresante. Sabemos que la ingesta de azúcar estimula las mismas áreas del cerebro que el sexo o la cocaína, lo cual provoca que libere dopamina, la hormona de la felicidad. Esto no significa que el azúcar sea una droga, ni mucho menos, pero sí que estamos programados para que nos encante. Por ello, si tras una comida copiosa en la que nos hemos llenado nos ofrecen postre, decimos que sí y lo comemos con gusto.

El problema radica en las sociedades industrializadas, donde vivimos en un ambiente en el que el azúcar es omnipresente. Si no acostumbras a mirar las etiquetas de los productos y ahora empiezas a hacerlo, seguro que te quedarás de piedra cuando compruebes que la industria alimentaria añade azúcar a casi todos los alimentos. Pan, yogures, pizzas, ¡y hasta ensaladas preparadas! Pocos productos ultraprocesados se salvan de la fiebre del azúcar. ¿Por qué lo hacen? Porque estamos hechos para que el azúcar nos encante. Si algo lleva azúcar, está más rico y lo consumiremos —y compraremos— más. En la naturaleza, los mecanismos reguladores no se desajustarían, porque, dada la escasez del azúcar, sería muy difícil comer tanta cantidad como para que supusiera un exceso perjudicial. Pero en nuestro entorno actual el azúcar abunda, y en esta abundancia lo gestionamos mal. Esto es lo que lo ha convertido en uno de nuestros principales problemas.

¿POR QUÉ EL AZÚCAR ES PERJUDICIAL PARA TU METABOLISMO?

Cuando comemos azúcar y llega a nuestro estómago y a nuestro intestino, se descompone, de modo que la glucosa y la fructosa pasan a nuestra circulación por separado. Esta descomposición ocurre rápido, especialmente la de la glucosa, cosa que obliga al páncreas a hacer un esfuerzo para liberar insulina de manera muy brusca. La insulina es la hormona que permite que la glucosa entre en las células de tu cuerpo. Dicho de forma simple, la insulina abre la puerta de las células para dejar entrar la glucosa.

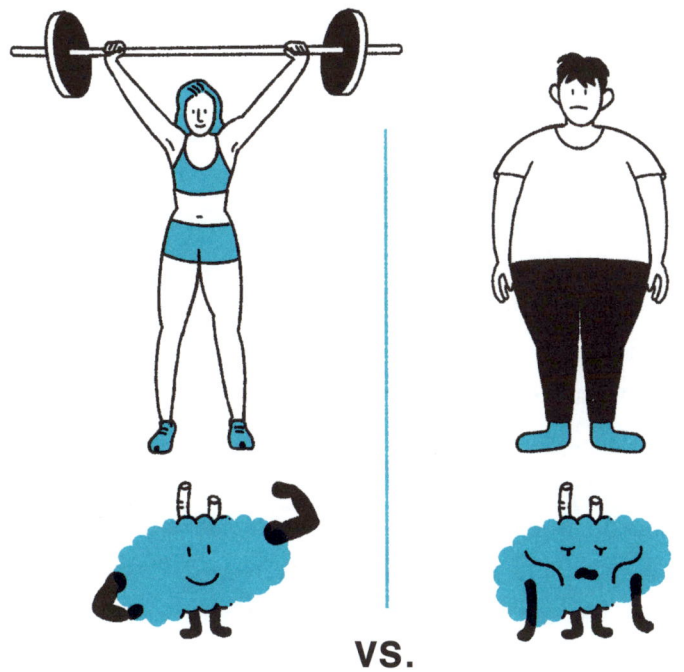

Figura 14: Una mala composición corporal, con un bajo porcentaje de músculo y alto de grasa, dificulta la gestión de los hidratos de carbono simples, forzando cada vez más al páncreas, y constituye un claro factor de riesgo para desarrollar resistencia a la insulina y diabetes.

En el cuerpo hay dos almacenes principales de glucosa: el hígado y los músculos. Si haces ejercicio de fuerza o de alta intensidad, o bien te esfuerzas por mantener una composición corporal buena (con músculo y poca grasa), tu cuerpo está preparado para almacenar glucosa en tus músculos, con lo cual tolera bien un aporte ocasional de glucosa, especialmente si el día que lo tomas has entrenado y debes reponer tus depósitos. Sin embargo, si tus depósitos están llenos, es otra historia. Esto ocurre si no sueles hacer ejercicio, si tienes una masa muscular pobre o si no estás en déficit calórico (es decir, perdiendo peso). En estos casos, en los que tus músculos no pueden absorber la glucosa, tu cuerpo necesita hacer algo con esa glucosa que está rondando por tu sangre y que ninguna célula necesita en ese momento.

La evolución encontró la solución perfecta para esa glucosa: almacenarla como un depósito de energía... en forma de grasa. La podemos generar en diferentes partes del cuerpo. Por esta razón se dice que el azúcar engorda. No se trata de que directamente te haga ganar peso, sino que es un nutriente cuyo único objetivo es proporcionar energía y por eso pasa directo a tu sangre, y entonces el cuerpo, si no necesita aprovecharlo en ese momento, deberá almacenarlo. De ahí que el consumo de azúcar suela provocar la aparición de grasa, que, como expliqué en la primera parte, puede derivar en una mala composición corporal —exceso de grasa, no de peso.

Así, **un consumo excesivo de azúcar (normalmente por exceso de ultraprocesados) casi siempre se traduce en un empeoramiento de la composición corporal**, con ese exceso de grasa que sabemos que es perjudicial. Pero el problema no se queda aquí: **cuando hay un exceso de tejido graso, el cuerpo segrega hormonas que producen más resistencia la insulina, y eso empeora nuestro metabolismo**. ¿Por qué? Pues porque el nuevo tejido graso no admite más glucosa, y necesita que la insulina no haga allí su función (dejar entrar la glucosa en el interior de las células). Por eso, cuando tenemos demasiada grasa almacenada en el cuerpo, desarrollamos resistencia a la insulina. ¿Has oído hablar de la **diabetes mellitus**? Es simplemente un estado avanzado de resistencia a la insulina.

Este es el motivo por el cual la obesidad se asocia a la diabetes, y por el cual la mejor medida para controlar esta enfermedad es la pérdida de grasa corporal, algo tan ampliamente reconocido como poco llevado a cabo por la mayoría de los diabéticos.

Tomar un poco de azúcar de vez en cuando no es el problema. El problema es que la mayoría de las personas tienden a tomar azúcar continuamente sin darse cuenta. Un zumo «natural» contiene unos 30 gramos de fructosa y una lata de Coca-Cola de 330 mililitros tiene 35 gramos de azúcar. Por no hablar del cacao soluble, las galletas o el pan… Por supuesto que tomar una cucharadita de azúcar de vez en cuando no es un problema, pero es que este no es ni de lejos el escenario más común.

Una de las principales preguntas respecto al azúcar siempre es: **los alimentos naturales que contienen azúcar, como la fruta, ¿son malos para la salud? La respuesta es clara: no.** Si tomas azúcar libre, pasará rápidamente a tu circulación, pero, si ingieres alimentos naturales ricos en fructosa, esto no ocurre debido a dos factores. El primero es que la fruta contiene fibra, lo que retrasa la absorción de sus nutrientes, incluido el azúcar. El segundo es que, dentro de la fruta, el azúcar no está libre, sino anclado a lo que solemos llamar «matriz» del alimento, cosa que también ralentiza la absorción del azúcar. Por eso, cuando ingerimos fruta no experimentamos un pico de glucosa como tal, sino que se va absorbiendo poco a poco, lo que facilita su aprovechamiento, almacenamiento y empleo por parte del cuerpo.

¿Y otras formas de azúcar, como el moreno? Pues prácticamente son alimentos superponibles al azúcar blanco. De hecho, la mayoría del azúcar moreno que se vende es azúcar blanco con extracto de melaza, que no es más que sacarosa con algunas vitaminas o minerales como hierro y magnesio. El auténtico azúcar moreno se obtiene de la cristalización del jugo de la caña de azúcar sin refinar. Pero en ambos casos, tanto si se trata de azúcar moreno auténtico como de azúcar blanco con extracto de melaza, la cantidad de micronutrientes que contienen es tan baja que son prácticamente indistinguibles del azúcar blanco y aportan casi las mismas calorías. Mi consejo es que los evites.

Pero la miel sí que es natural, ¿no? Efectivamente, aunque también es uno de los pocos alimentos naturales que contienen **azúcares libres.** Es cierto que aporta sustancias beneficiosas, como vitaminas B y C y minerales, pero está compuesta en un 80 por ciento por azúcares libres. Para que lo veas claramente con números, si 100 gramos de azúcar tienen 400 calorías, 100 gramos de miel tienen 300 calorías. Es decir, la miel es un alimento mejor que el azúcar, pero eso no significa que podamos abusar de ella.

Pierdes poco abandonando el azúcar y dejando de comer los ultraprocesados que lo contienen. Y ganas muchísimo.

Los edulcorantes, los alimentos sin azúcar y las bebidas «zero»

Un edulcorante es toda sustancia comestible con un sabor dulce. Por tanto, el azúcar y la fructosa, por ejemplo, son edulcorantes. Lo que pasa es que existen edulcorantes más potentes que otros y edulcorantes que absorbemos más que otros. Por eso clasificamos los edulcorantes en **calóricos** (o que aportan calorías) y **acalóricos** (o que aportan menos o prácticamente ninguna caloría). En general, cuando se habla de edulcorantes nos solemos referir en particular a los edulcorantes acalóricos, los que, a diferencia del azúcar, no aportan calorías. Hay muchísimos tipos, desde los naturales (como la estevia) hasta los artificiales, como el acesulfamo-K.

A menudo, el que un edulcorante pertenezca a una categoría o a otra no depende de las calorías que aporte, sino del poder endulzante que tenga. Esto se debe a que, si endulza mucho más que el azúcar, para conseguir el sabor dulce se necesita tan poca cantidad de edulcorante que las calorías que aporta son insignificantes. Por ejemplo, el aspartamo es entre ciento cincuenta y doscientas veces más dulce que el azúcar, por lo que se necesita una cantidad mínima de aspartamo para endulzar comidas o bebidas. Hay otros casos en los que ocurre que el cuerpo no es capaz de metabolizar el edulcorante, por lo que lo excreta sin que aporte calorías. Es el caso de la sacarina.

Dado el problema de salud que supone el consumo de azúcar, desde hace unos años los edulcorantes (acalóricos) están a la orden del día. Este es un fenómeno reciente, a pesar de que existen dese hace más de ciento cuarenta años, pues la sacarina, el primer edulcorante que se patentó, fue descubierta en 1879. Ahora bien, estén o no de moda, ¿son saludables los edulcorantes?

En este caso no es posible dar una respuesta contundente. Algo curioso es que, **al comparar el consumo de alimentos edulcorados con el de alimentos azucarados, los edulcorados se asocian a una mejor salud**: a un mejor control del peso corporal, a una menor resistencia a la insulina y a niveles más saludables de colesterol y presión arterial. Sin embargo, **al comparar una ali-**

mentación con productos edulcorados con una alimentación basada en alimentos naturales, los edulcorantes salen perdiendo, pues se asocian a una mayor tasa de obesidad e incluso de infarto. Por otro lado, ocasionalmente se han publicado estudios que afirmaban que algunos edulcorantes eran cancerígenos.[26] ¿Qué hay de cierto en esto?

En cuanto a la relación de los edulcorantes con algunos tipos de cáncer, la polémica nace de varios estudios realizados con animales de laboratorio, donde se emplearon dosis muy elevadas de edulcorantes.[27] Tan elevadas que el equivalente en una persona de 70 kilos sería tomar 3,5 kilos de sacarina diarios durante un año y medio, un consumo prácticamente imposible de llevar a cabo. Estudios posteriores realizados en humanos no han podido establecer este vínculo, por lo que el consumo de edulcorantes está regulado y es considerado seguro.

Organizaciones alimentarias muy importantes de la Unión Europea y de Estados Unidos revisan y publican periódicamente unas recomendaciones de dosis máximas diarias seguras de diversos edulcorantes permitidos en su territorio. La Food and Drug Administration recomienda el 1 por ciento de la dosis máxima que ha demostrado no tener efectos perjudiciales en estudios animales (porque en humanos no hay estudios). Para que te hagas una idea, la dosis diaria máxima recomendada de aspartamo, uno de los edulcorantes con peor fama, la alcanzaría una persona que pesara 60 kilos si consumiera cada día dieciocho latas de Coca-Cola Zero. Aun así, estaría consumiendo solamente el 1 por ciento de la dosis considerada segura.

En cuanto a la seguridad cardiovascular, la respuesta es algo más compleja. Por un lado, los estudios posicionan a los edulcorantes como una alternativa más segura que el azúcar, pero, por otro, consideran que es mejor no incluirlos en la alimentación. Y, si no contienen calorías, ¿por qué, entonces, salen mal parados cuando los comparamos con una alimentación sin edulcorantes?

Por varias razones. Como ya comentamos con el azúcar, el sabor hiperdulce no abunda en la naturaleza. Por eso estás programado para que te apetezca comer alimentos dulces, puesto que este aporte de calorías extra, al ser tan ocasional, supone la ventaja ya comentada de permitirte rellenar tus depósitos de energía, que en la vida salvaje suelen estar bajos. El problema es que, en la actualidad, la exposición a comida hiperpalatable e hiperdulce no es ninguna excepción...; al contrario, es continua. Y este tipo de comida suele ser nutricionalmente pobre. El problema es tanto lo que consumes como lo que dejas de consumir por atiborrarte de alimento dulce.

Otra razón de peso para no tomar edulcorantes es la afectación que suponen sobre la flora intestinal, la microbiota. Dentro de ti tienes todo un ecosistema de microorganismos con los que vives en una delicada y necesaria armonía. Delicada porque tu estilo de vida y, sobre todo, tu alimentación influyen en ella. Necesaria porque gracias a ella puedes absorber muchos nutrientes que de otro modo no podrías absorber. Cada vez sabemos más sobre la microbiota, y poco a poco vamos aprendiendo que sus alteraciones y disrupciones no solo pueden causar enfermedades de índole digestiva, sino también otro tipo de trastornos nerviosos, inmunológicos e incluso cardiovasculares.

Tener una microbiota sana refuerza tu sistema digestivo y fortalece tus defensas. Por el contrario, una microbiota alterada te vuelve más proclive a enfermar y también a sufrir una enfermedad cardiovascular. Pues bien, algunos edulcorantes, como la sacarina y la sucralosa, consumidos en las dosis habituales afectan a la microbiota. Esto podría explicar el aumento del riesgo cardiovascular asociado al consumo de comida con edulcorantes, aunque, en mi opinión, el factor más relevante es que los alimentos edulcorados tienen un peor perfil nutricional.

Mi edulcorada conclusión es doble: **los edulcorantes en las dosis habituales son seguros, pero ten claro que tu corazón disfruta con lo natural**. Dale el gusto.

Los huevos

Pocos alimentos han estado tanto en el punto de mira de la salud cardiovascular como los huevos. Resulta curioso que el huevo, un alimento que es capaz de aportar todos los nutrientes necesarios para dotar de vida a un ser vivo, sea considerado en muchos foros de alimentación y deporte un enemigo de la salud. El motivo es el alto contenido en colesterol de su yema. Pero ¿está justificado este rechazo? Para saberlo, analicemos las partes de un huevo.

Empecemos con la cáscara. Comerla no es buena idea, ya que es la protección del huevo frente a infecciones. Es dura pero porosa, por lo que, si has oído eso de que no es buena idea lavar los huevos antes de consumirlos, haz caso, porque es cierto. Sigamos con la clara, que es básicamente proteína, concretamente albúmina, una proteína de alto valor biológico, pero pobre en otros nutrientes. Por el contrario, la yema, además de contener proteína, también contiene grasa, vitaminas B_2, B_{12}, A y D, biotina, niacina, minerales, carotenoides (que son antioxidantes) y lecitina o fosfatidilcolina, esenciales para el riñón, el hígado y el cerebro. Pero también contiene colesterol. Por cierto, la yema del huevo tiene más ácidos grasos monoinsaturados que saturados, además de grasa poliinsaturada. Por tanto, **en general, el perfil nutricional de la yema del huevo es favorable, e incluso en su composición hay más grasa de la que se ha llamado cardiosaludable que saturada** (aunque esto de «cardiosaludable» vamos a ponerlo en entredicho).

> ### ¿QUÉ ES UNA PROTEÍNA DE ALTO VALOR BIOLÓGICO?
>
> Cuando tratamos las proteínas, las podemos dividir en cuanto a su valor biológico, su calidad y su biodisponibilidad. Las proteínas están formadas por aminoácidos, como una cadena está formada por eslabones. Así, el valor biológico de una proteína depende de la composición de aminoácidos y de sus proporciones. Será máximo cuando estas proporciones sean las necesarias para satisfacer las demandas de nuestro cuerpo al ingerirlas. Así, sabemos que las proteínas del huevo, la leche o el atún son de un enorme valor biológico para el humano, por ejemplo.

En realidad, la mala fama del huevo viene de su alto contenido en colesterol, que es de unos 250 miligramos de colesterol por unidad. Sin embargo, como ya sabes, en condiciones normales solo entre el 20 y el 30 por ciento del colesterol de tu sangre proviene de tu dieta. Además, la absorción del colesterol por tu sistema digestivo no es lineal. Por si esto fuera poco, en función de la cantidad de colesterol que contenga tu alimentación, tu cuerpo se adaptará fabricando la cantidad que considere que necesitas. No obstante, es un hecho que consumir huevos eleva, al menos ligeramente, el nivel de colesterol de tu sangre, como es lógico.

La principal pregunta que debemos hacernos es: ¿hay evidencia de que los huevos empeoren la salud cardiovascular? La respuesta es que depende. Los estudios que comparan el consumo de huevos frente a una dieta desgraciadamente habitual suelen arrojar resultados favorables para el consumo de huevos. Por ejemplo, desayunar huevos revueltos es mucho mejor que tomar leche con cereales o magdalenas, desayuno mucho más frecuente en nuestros hogares. Sin embargo, los estudios que comparan consumir huevos frente a no consumirlos en el marco de una dieta principalmente vegetal o los que comparan el consumo de huevos con el de verduras y sobre todo legumbres no muestran beneficio. No obstante, y poniendo en perspectiva fisiología y estudios, el consumo moderado de huevos (de uno a tres huevos al día, o incluso cinco según algunos estudios) no perjudica la salud de manera significativa y aporta nutrientes beneficiosos. Como en tantos otros alimentos, aquí la dosis es importante, pero me parece sensato afirmar que **el consumo diario moderado de huevos es totalmente compatible con una alimentación saludable**.

Ahora bien, hay cierta evidencia de que el contenido nutricional de los huevos varía en función de cómo se ha criado y alimentado la gallina que los ha puesto. Si la gallina consume más aceite de pescado, sus huevos tendrán más omega 3. Por otro lado, en España, la ley obliga a etiquetar los huevos con un código impreso en la cáscara para identificar sus características. El número importante de este código es el primero, pues es el que hace referencia al tipo de cría de la gallina que ha puesto el huevo. Un 3 significa que las gallinas se han criado en jaulas, generalmente hacinadas, y este es el método de cría más frecuente. Un 2 significa que han sido criadas sobre el suelo, libres, pero en el interior de un espacio sin salida al exterior. Un 1 significa que son gallinas camperas, que pueden corretear y salir al exterior. Por último, un 0 significa que, además, las gallinas han sido alimentadas con pienso ecológico. Sabemos que las propiedades de los huevos 0 y 1 son mejores que las propiedades de los huevos 2 y 3, por lo que preferiblemente deberíamos consumir huevos 0 y 1.

En definitiva, comer huevo puede ser sano. Pero, si sigues pensando que salir a pasear es suficiente ejercicio, o que un yogur light es un buen snack, créeme: el huevo es el menor de tus problemas.

La carne roja

La carne roja está en entredicho. Cada vez más voces dicen que su consumo es peligroso, pero ¿qué hay de cierto en estas afirmaciones? Destacaré dos aspectos relacionados con la salud y dos consideraciones importantes sobre la carne roja.

Para empezar, **la carne roja aumenta el riesgo de sufrir cáncer**. Esta es una de las conclusiones más claras de los estudios: el consumo regular de carne roja se asocia a un mayor riesgo de sufrir cáncer, principalmente colorrectal. ¿Por qué? La respuesta tiene que ver con la salud del sistema digestivo y la microbiota. Las dietas altas en fibra y con más cantidad de productos de origen vegetal mejoran la biodiversidad de la microbiota y promueven la salud del sistema digestivo, algo que no ocurre con una alimentación basada en una gran cantidad de carne. Además, debido al sistema actual de ganadería, solemos ingerir más compuestos químicos contaminantes y cancerígenos cuanto «más altos» estamos en la cadena alimentaria.

Por otro lado, **la carne roja puede aumentar el riesgo de sufrir enfermedad cardiovascular.**[28] Esto está más cuestionado que el riesgo de cáncer, pero varios estudios concluyen que, aunque el riesgo cardiovascular es pequeño, existe, y el motivo es parecido al del riesgo de cáncer. Sabemos que una dieta rica en vegetales y fibra protege de la formación de placas de ateroma. De hecho, hay estudios maravillosos que muestran que, cuanta más proporción de verduras contenga tu dieta, menor riesgo correrás de contraer enfermedad cardiovascular, y cuanta más carne roja incluya tu dieta, menos fibra y vegetales ingerirás.[29] También sabemos que una mayor biodiversidad de la microbiota disminuye el riesgo de sufrir un evento cardiovascular.

Porque, cuando ingieres carne roja, tu microbiota la procesa de una forma especial: tus bacterias intestinales crean metabolitos intermedios tras digerir la carne. Los metabolitos son sustancias activas para el metabolismo, que generalmente forman parte intermedia de algún ciclo biológico, y uno de ellos, llamado TMAO (trimetilamina N-óxido), se ha relacionado con un aumento del riesgo de aterosclerosis y enfermedad de las arterias de corazón. Por otra parte, puede que la ingesta de grasa saturada, abundante en la carne, tampoco ayude, pues se ha relacionado con un aumento del riesgo de sufrir una enfermedad cardiaca. No obstante, esto debemos cogerlo con pinzas, puesto que muchos autores apuntan que el elemento dañino no es la grasa saturada en sí misma, sino lo que la contiene, en muchas ocasiones ultraprocesados.

Como te decía al principio de este apartado, hay dos consideraciones muy importantes sobre la carne. La primera es muy clara: **para mantener una buena salud debes dejar de comer carne procesada**. Salchichas, hamburguesas, embutidos… todos estos productos alteran el alimento original, y está demostrado que su consumo aumenta el riesgo de infarto, cáncer, diabetes, ictus y obesidad. No hay ninguna duda respecto a esto.

La segunda consideración es que no podemos seguir ignorando que **el consumo de carne roja supone un gran problema medioambiental**. De todo el peso de los mamíferos del planeta, aproximadamente un tercio lo componen los seres humanos. El 60 por ciento del peso de los mamíferos corresponde a animales destinados al consumo humano. El 6 por ciento restante incluye todo el resto de los mamíferos de la Tierra. Esta situación está desequilibrando el medio ambiente, y supone un riesgo muy importante para el planeta y, por ende, para nosotros. Puede que a la hora de emitir un juicio sobre la carne roja me base más en esta problemática que en la fuerza de la evidencia sobre su influencia directa en la salud, pero, por todas estas razones, te recomiendo que limites la carne roja y que la sustituyas por otras fuentes beneficiosas de proteína, como legumbres o pescado.

El café

Admito que con el café tengo sentimientos encontrados. No entiendo cómo algo que me gusta tanto, que me da esa energía extra cada día, es tan beneficioso. Porque, efectivamente, parece que el café es beneficioso, o, por lo menos, que no es perjudicial. De todos modos, aunque su consumo está muy extendido y lo tomamos con frecuencia, sigue habiendo dudas o miedo en cuanto a sus efectos en el corazón. Vamos a despejarlas.

Para empezar, la mayoría de los estudios sobre café y salud se han realizado con café. Esto puede parecer obvio, pero no lo es. La cuestión es que estos estudios se han realizado con café y no con cafeína. Debemos ser cuidadosos, ya que no es lo mismo hablar de una taza de café que de una bebida con cafeína, de la misma manera que no es lo mismo hablar de una taza de café verde (sin tostar) que de una taza de café tostado natural (con un procesado de tueste sin aditivos) o de una taza de café sometido a un tostado con aditivos (torrefacto o mezcla, desgraciadamente el más habitual). De todos modos, lo más frecuente es que una taza de café contenga unos 100 miligramos de cafeína, mientras que las latas de bebida energética pueden tener hasta 250 miligramos.

La cafeína es un estimulante del sistema nervioso, pero tiene efectos en el sistema cardiovascular. Esto es así porque la cafeína se metaboliza por el hígado, y cuando la tomas sus efectos cardiovasculares pueden durar entre diez horas y varios días, aunque la mayoría de las personas desarrollan tolerancia si consumen café de manera regular.

¿QUÉ HACE EL CAFÉ CON TU SISTEMA CARDIOVASCULAR?

- Aumenta la fuerza de la contracción y la frecuencia cardiaca, pero solo temporalmente.
- Si no sueles tomar café, puede aumentar tu presión arterial en unos 10 mmHg. Si bebes habitualmente, tu presión no variará. Ahora bien, algunos estudios sugieren que el consumo crónico de café podría facilitar el desarrollo de hipertensión arterial.
- El café no modifica los niveles de colesterol.
- Respecto al riesgo de arritmias, hay muchísimos estudios publicados, algunos con más de doscientos cincuenta mil pacientes. Aunque se ha reportado que algunas personas pueden sentir palpitaciones, no se ha encontrado un mayor riesgo de arritmias ni de hospitalización por arritmias con un consumo de hasta cinco tazas de café diarias.
- Lo más sorprendente es su efecto en la mortalidad, el ictus o el infarto de corazón: la mayoría de los estudios encuentran que el café es beneficioso, hasta con cinco tazas de café al día. Por eso, se cree que podría tener un papel protector. No obstante, debemos ser cautelosos, pues no hay ensayos clínicos potentes publicados.

La cafeína tiene dos efectos a nivel cardiovascular que podrían estar detrás de este beneficio. Por un lado, potencia una mejor función de los vasos sanguíneos, lo que, a la larga, es beneficioso. Lo consigue al promover la formación de óxido nítrico, un potente vasodilatador. Por otro, estudios recientes han señalado que la cafeína aumenta el recambio y lavado del transportador de colesterol LDL por el hígado, algo que reduciría la probabilidad de formación y progresión de placas de ateroma. Ahora bien, **¿qué tipo de café es el que cuenta con más evidencia que respalde sus propiedades cardioprotectoras?** Esta es la pregunta del millón. En España, por ejemplo, el café más consumido es el torrefacto o la mezcla, y la mayoría de los estudios se han realizado con café con tueste natural. Si no lo sabías, el tostado torrefacto se consigue tras tostar los granos de café con azúcar, y a veces con otros aditivos. Con esto se logra que el café caduque más tarde, se ahorran costes y el café se vuelve más oscuro y con un sabor más fuerte y amargo. Es posible que el torrefacto no sea el café más sano, pues contiene una mayor cantidad de aditivos y sustancias vinculadas con problemas de salud. Si puedes, elige café verde o con tueste natural, mejor de filtro que exprés, y mejor exprés que soluble.

En definitiva, hoy por hoy podemos decir que el consumo de café (si es menor a cinco cafés al día) parece seguro para tu corazón.

6
UNA PROPUESTA DE ALIMENTACIÓN SALUDABLE

El modelo de alimentación que te recomiendo para que cuides tu corazón

En esta segunda parte del libro te he explicado una serie de conceptos e ideas específicos desde un punto de vista científico. Esta es la información más básica que necesitas para relacionarte con la comida de forma saludable. Al fin y al cabo, tu corazón no entiende de dietas: entiende de alimentos. Por eso el primer pilar de tu salud es «No comas, aliméntate». Porque priorizando alimentos saludables y nutritivos, y eliminando los ultraprocesados, es como mejor vas a aprovechar los nutrientes, es como de verdad te vas a nutrir. Y tu cuerpo se entiende a la perfección con ellos. No tengas duda: el mayor esfuerzo en cuanto a alimentación debes hacerlo durante la compra. Lo demás viene solo. Todo esto queda resumido en una serie de consejos para un buen modelo de alimentación. Aquí los tienes:

> **SEIS CONSEJOS PARA UN BUEN PATRÓN DE ALIMENTACIÓN**
>
> Trata de que tu alimentación...
>
> 1. **... se base en alimentos na-tu-ra-les.** Limita los procesados y olvídate de los ultraprocesados. Cuantas menos etiquetas tenga tu cesta de la compra, mejor.
> 2. **... se componga principalmente de plantas.** El 75 o el 80 por ciento de los alimentos que comas deben ser de origen vegetal. Prioriza las verduras, las legumbres y la fruta. Los cereales, integrales.
> 3. **... incluya en cada comida un aporte de proteína saludable**, como pescado, legumbres u ocasionalmente el huevo, en cada comida importante (desayuno, comida y cena).
> 4. **... sea variada.** Parece una tontería, pero este es el secreto de la adherencia a un patrón de alimentación saludable.
> 5. **... sea saciante.** Que no te haga pasar hambre, pero que tampoco te hinche. Es mejor quedarse con sensación de plenitud que con sensación de hartazgo.
> 6. **... tenga el agua** como bebida fundamental.

Olvídate de una vez de los porcentajes de hidratos de carbono, proteínas o grasas. Más allá de consumir suficiente proteína, lo importante es consumir alimentos naturales, de los que no necesitan etiqueta. Tradicionalmente, se han utilizado mucho las pirámides nutricionales, también llamadas pirámides de alimentos. A mí no me gustan; me parecen demasiado estancas y ocasionalmente han incurrido en recomendaciones poco acertadas.

Es fácil malinterpretarlas y excederse con el consumo de pan o dar cabida al alcohol cuando sabemos que es cancerígeno, por ejemplo. El modelo de recomendación que más me gusta es el plato de Harvard, que es una manera de organizar cada comida.

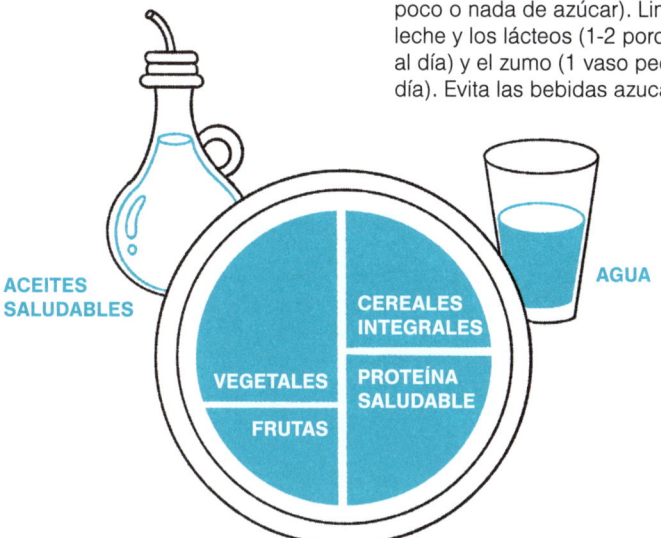

ACEITES SALUDABLES: Usa aceites saludables (como aceite de oliva) para cocinar, en ensaladas y en la mesa. Limita la margarina (mantequilla). Evita las grasas trans.

AGUA: Toma agua, té, o café (con poco o nada de azúcar). Limita la leche y los lácteos (1-2 porciones al día) y el zumo (1 vaso pequeño al día). Evita las bebidas azucaradas.

VEGETALES: Cuantos más vegetales y mayor variedad, mejor. Las patatas y las patatas fritas no cuentan.

FRUTAS: Come muchas frutas, de todos los colores.

CEREALES INTEGRALES: Come una gran variedad de cereales integrales (como pan de trigo integral, pasta de granos integrales y arroz integral). Limita los granos refinados (como arroz blanco y plan blanco).

PROTEÍNA SALUDABLE: Escoge pescados, aves, legumbres y nueces. Limita las carnes rojas y el queso. Evita la panceta (beicon), carnes frías (fiambres), y otras carnes procesadas.

Figura 15: Plato de Harvard.[30]

Como puedes observar, según el plato de Harvard, la mitad de cada ingesta deben ser verduras y frutas. Un cuarto deben ser granos integrales y el otro cuarto, proteína saludable, como legumbres, pescado o aves, limitando la carne roja. Para cocinar y aliñar, aceite de oliva virgen extra, y para beber, agua. El café y el té son bienvenidos, pero no los zumos ni los refrescos azucarados y edulcorados. Y, desde luego, cuanto menos alcohol, mejor.

Una vez explorado el primero de los cuatro mandamientos para tener una buena salud, debemos pasar al segundo, que tiene que ver con el ejercicio.

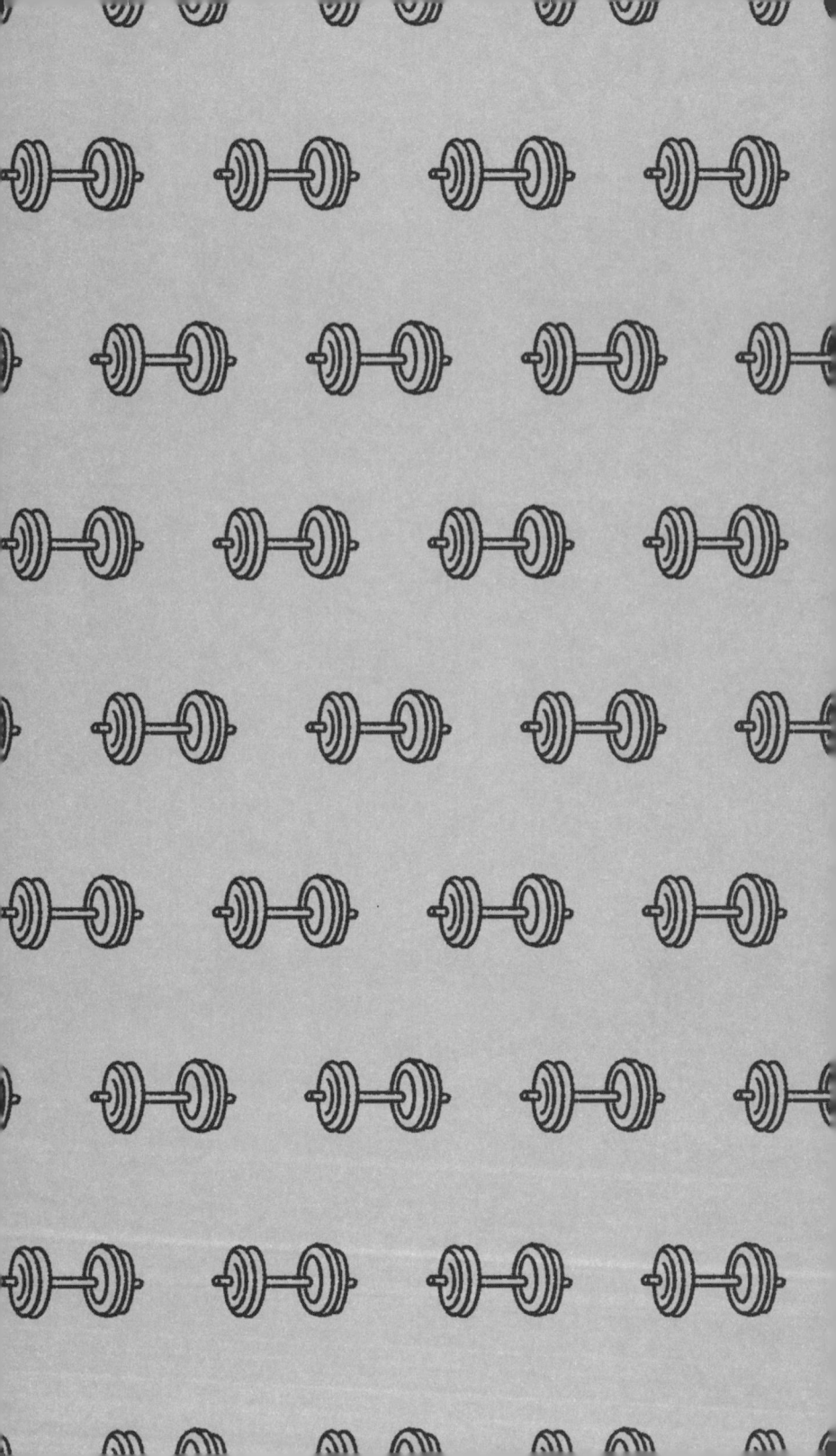

SEGUNDO PILAR

Muévete

Daniel acababa de ser papá por segunda vez cuando acudió a mi consulta porque, tras realizarse la revisión con analítica de sangre anual, le encontraron unos niveles muy elevados de glucosa en ayunas: 128 mg/dL, que es criterio de diabetes mellitus. En mi consulta le hice una valoración integral. Daniel había fumado durante años pero hacía cinco que lo había dejado, aseguraba (como todo el mundo) que trataba de comer sano y decía que era deportista. Con eso se refería a que los fines de semana quedaba con los amigos para salir en bici (por supuesto, con su cerveza posterior incluida «para hidratarse»), pero durante la semana no hacía más ejercicio que lidiar con sus pequeños.

Cuando le dije que debía ir con cuidado porque estaba en vías de que le diagnosticáramos una diabetes, Daniel no se sorprendió. Sus padres eran diabéticos, así que pensó que el problema que se le estaba viniendo encima era hereditario. Con los años había ido acumulando un poco de barriga y presentaba un claro sobrepeso, casi obesidad. Su presión arterial estaba en el límite superior de la normalidad. Sus niveles de colesterol sí que se mantenían en el rango normal.

Me contó que le gustaba mucho el dulce, y lo que él creía que era una alimentación sana en realidad era bastante mejorable, pero eso no era lo más grave. Su principal problema consistía en que tenía una masa muscular muy pobre. Su índice de masa corporal (IMC) era de 29, que corresponde a un peso superior al normal sin llegar a la obesidad, pero en realidad Daniel empezaba a presentar todas las complicaciones típicas de la obesidad. Es decir, a pesar de que por su IMC no podíamos diagnosticar obesidad, tenía tal exceso de grasa y tan poca masa muscular que su cuerpo empezaba a decir «basta». Por eso le insistí en que debía hacer más ejercicio, sobre todo de fuerza, y con mi equipo lo guiamos y le planteamos un programa de entrenamiento destinado a conseguir hipertrofia muscular (descubrirás qué es a lo largo de este capítulo) con la ayuda de un entrenador personal.

Cinco meses después, Daniel no había bajado demasiado de peso, pues su IMC era de 26, es decir, seguía estando un poco por encima de lo que entendemos como normal. Sin embargo, era evidente que tenía mucha menos grasa abdominal y que su masa muscular había aumentado. Sus niveles de glucosa también habían descendido, pues habían pasado a 111 mg/dL en ayunas, un dato mucho menos preocupante y que, además, confirmaba que Daniel había empezado su gran cambio hacia una mejor composición corporal. Como ya sabes, una mejor composición corporal implica una mejor sensibilidad a la insulina y un mejor funcionamiento del metabolismo. Además, su presión arterial también había descendido a niveles normales.

Lo mejor era que se le notaba muy contento: a sus cuarenta y cuatro años, Daniel se miraba al espejo y se veía mejor que nunca. Por si fuera poco, le encantaba reírse con sus nuevos amigos del box y había descubierto su pasión en el entrenamiento de fuerza. Pero creo que yo estaba más contento que él: con su nuevo hábito, Daniel había ganado una seguridad cardiovascular inmejorable. Quizá él no era consciente de eso, pero el ejercicio le había ayudado a esquivar la enfermedad y a empezar a andar el camino de la salud.

7

POR QUÉ DEBES MOVERTE

Comprende los motivos por los que es clave que tengas una buena composición corporal

El ejercicio como peaje que pagar para disfrutar de la vida moderna

Como ser vivo, tu cuerpo se ha adaptado a tu ambiente. Durante toda nuestra existencia como especie, hemos necesitado movernos para conseguir nuestro sustento. Lo que más hemos hecho ha sido caminar, y por eso es nuestro movimiento estrella, pero trotar, correr, saltar, trepar y reptar también eran movimientos necesarios, parte de nuestro día a día. Y esto ha sido posible gracias a nuestro sistema muscular. Nuestros músculos son los que nos permiten movernos y vivir tal como estamos diseñados, y, a la vez, son el propio movimiento y el ejercicio físico los que sirven como la señal que necesitan nuestros músculos para permanecer sanos.

En la naturaleza, un músculo sano se convirtió en un órgano fundamental para sobrevivir. Como tal, ha llegado a ser una pieza clave de tu metabolismo. Y por eso estamos compuestos en buena parte por músculo. En condiciones naturales, si eres activo o haces ejercicio regular, tu masa muscular puede llegar a ser de hasta el 35 o el 45 por ciento de tu peso. Esto optimiza tu organismo. ¿Por qué? Pues porque el músculo no es solo el encargado de mover tus articulaciones, sino que se trata de un órgano endocrino enorme, el más grande de tu cuerpo, indispensable para que este funcione a la perfección. Por eso **tener un músculo sano es sinónimo de salud.**

En medicina, cada vez somos más conscientes de ello. Mira, la condición generada por un porcentaje bajo de masa muscular se llama **sarcopenia**. Suelen sufrirla las personas mayores y consiste en una pérdida de la masa muscular, de la fuerza y de la funcionalidad del músculo esquelético (el que mueve nuestras articulaciones, el conocido como músculo a secas, vaya). Una de las principales consecuencias de la sarcopenia es la fragilidad, que también suelen sufrir principalmente las personas mayores. La fragilidad es uno de los factores que más determinan la mala salud, y los profesionales sanitarios lidiamos con ella a diario. Por ejemplo, cuando en el hospital diagnosticamos a algún paciente con una afección de alguna válvula del corazón importante y hay que operarle para sustituir su válvula enferma por una prótesis, una de las primeras preguntas que nos hacemos es si se trata de un paciente frágil.

De hecho, trabajamos con unos índices que nos permiten calcular el grado de fragilidad de cada paciente, en los que se tienen en cuenta factores como la fuerza de agarre de la persona. Si estos índices dan como resultado que estamos ante un paciente frágil, no lo podemos operar, porque con una masa muscular pobre no podrá superar la cirugía. Y es que **el músculo hace un trabajo fundamental**. Es un almacén de energía enorme, que en circunstancias especiales (como es el caso de una operación cardiaca) suple y alimenta al resto del cuerpo. El músculo es tan importante para la salud que todo el personal sanitario es consciente de que una persona mayor, con poca masa muscular o con sarcopenia es una persona frágil, que morirá pronto. Y los estudios demuestran que los pacientes con bajo porcentaje de músculo padecen y mueren más de enfermedad muscular y cáncer que las personas con una buena masa muscular.

Pero tu sistema muscular hace mucho más. Hace tiempo que sabemos que el músculo produce sustancias y hormonas que repercuten en su propia función. ¿Qué significa esto? Pues que cuando hacemos ejercicio el propio desgaste muscular promueve que el músculo produzca sustancias que potencian su aumento de tamaño y ayudan a conseguir un músculo más fuerte y sano.

Pero ahora, además, también sabemos que el músculo no es solo un órgano autocrino (es decir, que libera sustancias que hacen efecto en el propio músculo), sino también paracrino (o sea, que secreta hormonas que hacen efecto en los órganos y tejidos que hay alrededor del músculo) y endocrino (su funcionamiento impacta en otros órganos del cuerpo y del organismo). Las hormonas que produce el músculo se llaman mioquinas, y las hay de diferentes tipos. Por ejemplo, las mioquinas IGF-1 y FGF-2 promueven la formación del hueso y evitan que se degrade. Otras, como las interleuquinas IL-6, IL-15 o IL-8, contribuyen a aumentar péptidos como el GLP-1, lo cual es beneficioso para el metabolismo porque se traduce en un aumento de la sensibilidad a la insulina. Esto mejora la función de la circulación y del sistema inmunitario, además de promover la lipólisis (degradación de lípidos para emplearlos como energía) e incluso la disminución de grasa visceral, la que se almacena alrededor de tus órganos internos y que es tan perjudicial como la subcutánea (la que se ve desde fuera, la de la barriga).

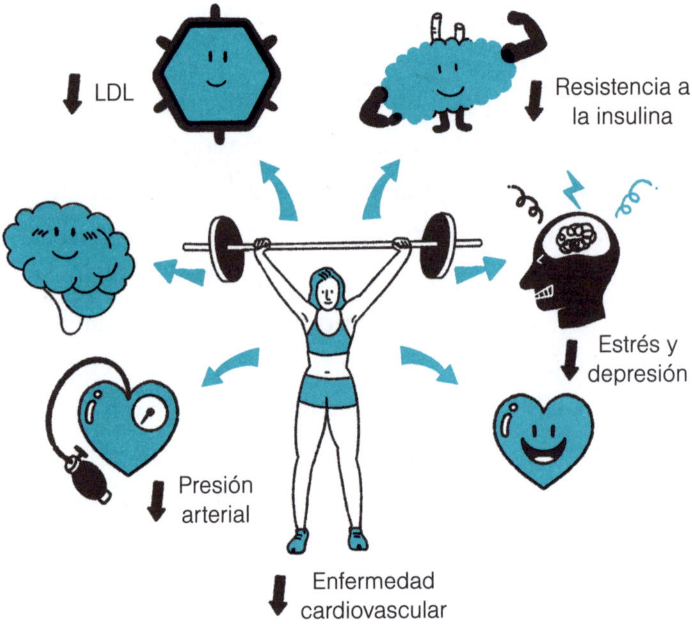

Figura 16: Mantener un músculo sano optimiza tu organismo.

Así, el ejercicio físico es beneficioso porque mantiene el sistema muscular sano y funcional. Pero, si bien los beneficios del ejercicio físico pasan por el músculo, van más allá de este. No son solo las mioquinas; el propio movimiento y el estímulo muscular que supone el ejercicio potencian la liberación de hormonas beneficiosas en todo tu cuerpo, a las que llamamos **exerquinas**. Por ejemplo, sabemos que con el ejercicio físico se promueve la producción del BDNF en tu cerebro, una proteína que se ha demostrado que protege el sistema nervioso central, lo que potencia la neurogénesis (la formación de nuevas neuronas) y defiende de enfermedades como la demencia. También gracias al ejercicio, las células del sistema inmunitario aumentan la producción de otras interleuquinas como la IL-10, que es la gran hormona antiinflamatoria del cuerpo, lo que ayuda a equilibrar la inflamación crónica de bajo grado. Así, las mioquinas y las exerquinas nos ayudan a prevenir el envejecimiento, a disminuir la inflamación crónica de bajo grado y a protegernos de la enfermedad cardiovascular.

Y es que **tu cuerpo está hecho para funcionar con movimiento y una cantidad de músculo óptima.** Existe un equilibrio perfecto entre tus genes, tu cuerpo y tu ambiente. Esto parece fantástico, y en efecto lo es. El problema viene cuando nuestro ambiente dista mucho de aquel para el que estás diseñado. **La vida actual nos ha facilitado mucho las cosas, pero actualmente ya no tienes que moverte para conseguir alimento, para relacionarte ni para realizar tus necesidades básicas.** Y el músculo necesita de un estímulo para desarrollarse, cosa que ocurre fácilmente en la naturaleza, que nos exige movimiento y el empleo de la fuerza. Pero, en la actualidad, las reglas han cambiado más rápido que nuestros genes. Ya no necesitamos movernos demasiado ni utilizar la fuerza, lo que nos priva de los efectos beneficiosos y de las exerquinas y, en ausencia de estímulo, los músculos se atrofian. Eso explica la epidemia de sarcopenia y fragilidad que hoy día existe en las sociedades industrializadas.

Pero esto no significa que para tener una salud óptima y un músculo sano la única solución sea irte a vivir al bosque y renunciar a las comodidades. Hay una solución mucho más sencilla: realiza ejercicio físico, muévete, ¡entrena! En cierto sentido, **hacer ejercicio con regularidad es el peaje que debes pagar para gozar de salud en el mundo actual.** No es que tus genes necesiten que entrenes, pero sí que te muevas y que tengas unos músculos fuertes, que seas muy activo y que corras, trepes y cargues peso. Y eso, en nuestro medio, lo logramos entrenando. No sé si lo has pensado, pero el ser humano es (junto con sus mascotas) el único animal que realiza «sesiones de ejercicio». Precisamente porque es el único animal que no vive en consonancia con sus genes.

Actualmente la falta de ejercicio o la ausencia de una vida activa es la condición que con más frecuencia provoca una peor salud. La llamamos sedentarismo. La mayoría de la gente piensa que no realizar ejercicio simplemente implica no gozar de un cuerpo tan estético o atractivo como el de las personas que sí lo practican. Esta perspectiva es incompleta. Si no haces ejercicio, tendrás menos masa muscular, algo que te provocará muchos problemas que no tienen nada que ver con la estética. Tu metabolismo se equilibra con tus hormonas musculares y del ejercicio (con tus mioquinas y exerquinas), y al revés: **la ausencia de movimiento y una mala calidad muscular deriva en un ambiente hormonal que promueve la acumulación de grasa y la obesidad, la resistencia a la insulina, la hipertensión, el aumento del colesterol LDL y el descenso del HDL, la rigidez y el envejecimiento arterial**. También empeora la proteostasis, que si recuerdas es la integridad de las proteínas de tus células y de tu cuerpo, así como disminuye la calidad de tus mitocondrias, esenciales para la producción de energía en todas tus células. Promueve la formación de placas de ateroma en tus arterias y aumenta el riesgo de cáncer, de enfermedad degenerativa cerebral, de alzhéimer, de infarto cerebral y cardiaco, y de enfermedad renal. El sedentarismo causa muerte prematura.

Y, desgraciadamente, casi dos de cada tres personas en todo el mundo no se mueven lo mínimo que su cuerpo necesita para gozar de buena salud. Las tasas de hipertensión, obesidad y diabetes no paran de crecer, y de entre todos los factores causantes (que son muchos) el que más daño hace es el sedentarismo. Los datos son claros: si no te mueves, morirás antes. Por el contrario, si entrenas bien, aumentarás la cantidad y la calidad de tu musculatura y mejorarás tu perfil hormonal y tu metabolismo. Todo ello te equilibrará y le sentará genial a tu corazón.

Hay ejemplos concretos sobre esto. Cuando los pacientes con hipertensión y bajo tratamiento antihipertensivo adquieren el hábito de hacer un tipo de ejercicio físico que combine fuerza y resistencia, su presión arterial disminuye más que con prácticamente todos los medicamentos hipertensivos, y tanto como con el medicamento hipertensivo más potente (concretamente, se reduce una media de 13,5 mmHg de presión arterial sistólica, lo que es una gran disminución). A pesar de esto, la mayoría de los cardiólogos no recetan ejercicio, ya que la pastilla es un recurso más fácil de prescribir y muchísimo más fácil de cumplir. También en el caso de las personas diabéticas, el ejercicio consigue un control de la glucemia equivalente a la mayor parte de los fármacos antidiabéticos, concretamente disminuyendo la hemoglobina glicada, un marcador de diabetes, casi en un 1 por ciento, un porcentaje muy relevante. Pero su ventaja es que lo hace de manera fisiológica. Abre el prospecto de cualquiera de estos fármacos y lee los efectos secundarios. ¿Sabes cuántos tiene el ejercicio físico? Ninguno. Y no conozco ningún fármaco que no tenga varias decenas de efectos adversos descritos. Piensa en ello. Lo peor de todo es que la cantidad de personas que toman este tipo de fármacos es pasmosa. En España cada día se consumen más de cuatro millones de fármacos antidiabéticos, y cada año se prescriben unos catorce millones de hipertensivos. No hay que olvidar que dieciocho millones de españoles afirman que no se mueven.[31]

Por otro lado, en los pacientes diagnosticados de cáncer de colon o de mama, someterse a un programa de ejercicio físico antes y después de ser operados, y antes de hacer quimioterapia, supone un 50 por ciento más de probabilidades de seguir vivos cinco años después.[32] ¿Crees que hay alguna pastilla mejor? Ya te lo digo yo: no. Y si esto es lo que hace el ejercicio en un cuerpo enfermo, imagínate el efecto que puede tener en un cuerpo sano. Por eso me parece absolutamente frustrante que la medicina actual no emplee el ejercicio con un objetivo terapéutico y preventivo real, y creo firmemente que debemos cambiarlo. El cambio empieza en todos nosotros, en ser conscientes. **Todos deberíamos empezar a pensar en el ejercicio físico como en la pastilla más eficaz y más eficiente que jamás ha existido para prevenir la enfermedad cardiovascular.** Pero, mientras el sistema sanitario no sea capaz de prescribir y guiar a las personas en la realización de ejercicio físico regular, deberás aprenderlo por tu cuenta. Esto será lo que aprenderás en este capítulo.

Cómo tu sistema cardiovascular se beneficia del ejercicio físico

El ejercicio supone un desafío para tu cuerpo. Y no solo se trata de un desafío físico, sino también mental. En cierto modo, todo ejercicio suele implicar el logro de un objetivo (desplazarse rápidamente, saltar, esquivar...) y el cálculo de cómo lo vamos a conseguir. Por eso, cuando haces ejercicio, tu sistema circulatorio, muscular y respiratorio se adaptan para suplir de oxígeno a los órganos que no deben fallar en esta situación, que son principalmente tus músculos y tu cerebro. Si estos órganos son tan importantes en este contexto es porque tienes que actuar y también pensar la manera más eficaz (y casi siempre eficiente) de alcanzar ese objetivo. De hecho, la capacidad máxima de realizar ejercicio de cada persona está determinada precisamente por esa capacidad de aporte de oxígeno a los tejidos y por el grado de adaptación del sistema muscular y esquelético al ejercicio.

Mientras realizas ejercicio, tu sistema cardiorrespiratorio se adapta: tu corazón late más rápido y más fuerte y, como consecuencia, se incrementa la presión arterial; tus pulmones aumentan su capacidad respiratoria pues se multiplica la cantidad de oxígeno que son capaces de captar, y llega más cantidad a tus músculos ya que los glóbulos rojos de tu sangre pasan de cederles el 25 por ciento de su oxígeno a cederles el 75 por ciento. Y, por otro lado, produces calor y lo liberas para no sobrecalentarte. Afortunadamente, tienes poco vello y muchas glándulas sudoríparas, así que no necesitas jadear, como otros mamíferos. En lugar de eso, aumentas la cantidad de sangre dirigida hacia tu piel debido a una vasodilatación, lo que ayuda a disipar la energía que se transforma en calor durante el ejercicio, al contacto estrecho con el aire ambiente, más frío que tu cuerpo.

Esto es solo lo que ocurre mientras realizas ejercicio, pero, además, **un cuerpo entrenado también genera adaptaciones a largo plazo.** Y esos cambios no son solo generales, sino también cardiacos. Si entrenas a menudo, tendrás más capacidad para emplear el oxígeno como fuente de energía durante más tiempo. Esto significa que aguantarás más, pues tu cuerpo trabajará de forma eficiente mientras realices ese esfuerzo. Tus células musculares retrasarán la acumulación de lactato, un producto del metabolismo energético muscular que, en aquellos momentos en que prima el metabolismo anaeróbico (el que funciona cuando tu oxígeno ya no es suficiente), no se recicla con eficacia, con lo que tiende a acumularse y a generar eso que llamamos fatiga. Por eso, **si entrenas de forma regular, te fatigarás menos**.

Adaptaciones para tu corazón

Tu corazón también se adapta a largo plazo. Durante el ejercicio físico se produce una sobrecarga de volumen y de presión en el corazón. Si el ejercicio se realiza de manera regular, el corazón se adapta modificando su forma. El cambio más frecuente es un remodelado fisiológico de la cavidad que funciona como bomba principal: el ventrículo izquierdo. Se alteran la estructura y la función de este, pues se incrementa su grosor (es la llamada hipertrofia), pero de modo distinto dependiendo del tipo de entrenamiento. Si realizas ejercicio aeróbico de intensidad moderada y durante sesiones largas, tu corazón tenderá a hacerse más grande y su pared aumentará de tamaño. En este caso, experimentará una **hipertrofia excéntrica**, es decir, dejará una cavidad central grande y una pared fuerte para que sea capaz de movilizar grandes cantidades de sangre que suplan a tus músculos. En cambio, si realizas ejercicio de fuerza a menudo, tu corazón necesitará hacer esfuerzos explosivos durante un largo tiempo, por lo que terminará hipertrofiando su pared (esto es, haciéndola más gruesa y más fuerte), pero no tanto su cavidad, de manera que **esta hipertrofia será concéntrica**. También hay enfermedades que provocan hipertrofia, pero son cosas completamente distintas.

HIPERTROFIA FISIOLÓGICA VERSUS HIPERTROFIA PATOLÓGICA

No toda la hipertrofia es igual. El engrosamiento de las paredes y el agrandamiento del ventrículo son fisiológica y anatómicamente distintos si se producen como adaptación al ejercicio que como consecuencia o manifestación de una enfermedad. La hipertrofia que aparece como consecuencia de realizar ejercicio se llama **hipertrofia fisiológica**. Se trata de un cambio que no afecta a la capacidad que tiene el corazón de contraerse. De hecho, incluso mejora la sístole o contracción y la diástole o relajación. En cambio, la **hipertrofia patológica**, que es la que ocurre debido a una enfermedad, sí que afecta a la función cardiaca.

En la hipertrofia fisiológica, hay una optimización de la contracción y la relajación de los cardiomiocitos, las células encargadas de realizar dicho movimiento, y se ha comprobado que el transporte y manejo de calcio (el responsable último de cada contracción muscular) y la sensibilidad a este mejora en animales sometidos a entrenamiento. En otros estudios también realizados con animales se ha visto que el remodelado patológico del corazón va asociado a una reducción de la capacidad de las células musculares para producir energía, sobre todo a partir de grasa, mientras que en el crecimiento fisiológico del corazón conlleva más capacidad de oxidación de los ácidos grasos y una mayor biogénesis mitocondrial (los motores de nuestras células). Las razones por las cuales ocurre, a nivel molecular, no están del todo claras, aunque se ha propuesto que un aumento del factor de crecimiento insulínico (IGF-1) y una regulación al alza del receptor de la insulina, así

> como la activación de otras proteínas y rutas de transcripción genética, podrían ser necesarias para el desarrollo de la hipertrofia cardiaca.

¿Tanta importancia tienen estos cambios fisiológicos en el corazón? Para comprobarlo, veamos cómo es el corazón de nuestros parientes más cercanos: los chimpancés y los gorilas. Resulta que es más fuerte y más grueso que el nuestro… En definitiva, más hipertrófico. Esto es así porque está adaptado a la actividad de estos primates, principalmente pasiva durante el día, pero con esfuerzos físicos episódicos muy importantes. Su corazón se parece al de los deportistas de fuerza, que necesitan realizar esfuerzos intensos, pero no requieren movilizar grandes volúmenes de sangre.

En cambio, el ser humano evolucionó adaptándose a otro tipo de ejercicio físico. Por si no lo sabías, somos muy buenos con el ejercicio aeróbico de intensidad leve o moderada, es decir, caminando o trotando a ratos. Casi cualquier persona con un mínimo de entrenamiento puede caminar o caminar rápido durante muchas horas sin que le suponga un gran esfuerzo. Solemos imaginarnos a nuestros antepasados acechando y cercando a un mamut para luego abalanzarse sobre él mientras le arrojaban infinidad de lanzas, pero seguramente la realidad era distinta en la mayoría de las ocasiones. Parece ser que en nuestra África natal, nuestro método de caza favorito era la caza por persistencia, que se sigue practicando en la actualidad. Consiste en perseguir una presa que suele ser más rápida que nosotros en las distancias cortas… pero ir tras ella durante un largo tiempo. Esto se realiza caminando, corriendo, rastreando y volviendo a caminar, hasta que, en distancias largas, la presa se agota, momento en que el cazador la abate con facilidad.

Y es que nuestro cuerpo y nuestro corazón están adaptados a este tipo de ejercicio. Para empezar, tenemos poco pelo, con lo que podemos enfriarnos fácilmente con el sudor y así aguantar más tiempo que nuestras presas. Nuestro corazón también es distinto al de otras especies adaptadas a hacer esfuerzos intensos. Evolutivamente, el nuestro se adaptó volviéndose más grande, con mayor capacidad de bombeo y con unas paredes fuertes pero distensibles. No es tan fuerte como el de los chimpancés ni es capaz de generar su potencia, pero nos permite hacer más volumen de ejercicio durante más tiempo. Los chimpancés no corren distancias largas porque no lo necesitan.

Mira, este mensaje quizá cambie tu perspectiva. Es importante que seas consciente de que los valores que consideramos «normales» cuando estudiamos nuestro corazón no tienen por qué ser los óptimos ni los más saludables. No existe ningún libro divino donde estén escritos con letras de oro los valores óptimos para una salud cardiovascular, sino que se trata de unos niveles que hemos establecido en función de lo que hemos observado en nosotros mismos. Pero, si la mayoría de las personas están desadaptadas al medio y se han establecido los parámetros «normales» basándose en ellas, es más que posible que ahora consideremos como normales valores que no lo son tanto o, al menos, que distan de lo más saludable.

Cuando se ha examinado a poblaciones que aún viven cazando y recolectando, se ha observado que tienen un corazón más grande que el nuestro, con hipertrofia excéntrica, aunque sin tanto grosor como el que en muchas ocasiones se considera normal más allá de los cincuenta años. La conclusión que podemos sacar de estos datos es que es muy posible que nuestro corazón, en su estado salvaje o natural, esté hecho para ser más grande y con un grosor menor que el que actualmente tienen la mayoría de las personas que viven en sociedades occidentales industrializadas. También podemos concluir que nuestro día a día modifica la estructura del corazón, y que por eso solemos tener este órgano más pequeño que las personas que viven en sociedades cazadoras-recolectoras. **Posiblemente, lo que llamamos un corazón fisiológicamente adaptado o con hipertrofia excéntrica fisiológica es lo que deberíamos considerar un corazón normal**, y al revés: lo que llamamos un corazón normal es lo que deberíamos considerar un corazón desadaptado, patológicamente pequeño y con hipertrofia concéntrica anormal.

Ejercicio y esperanza de salud

Quizá el mensaje más potente y real acerca del ejercicio físico sea que **la práctica regular de ejercicio se asocia a una menor mortalidad prematura por cualquier causa, incluida la enfermedad cardiovascular**. Podemos decir lo mismo de una forma mucho más tajante: el sedentarismo mata. Pasar más de ocho horas al día sentado o sentada se asocia a más infartos, más obesidad, más hipertensión y más mortalidad.[33] De hecho, las personas que practican ejercicio con regularidad presentan una menor tensión arterial, una mayor sensibilidad a la insulina y una mejora de los niveles de colesterol. Incluso en presencia de factores de riesgo cardiovascular u obesidad, una mejor aptitud cardiorrespiratoria se asocia a menores tasas de mortalidad.

A menudo se habla de la cantidad de años que ganamos si cuidamos nuestra salud, pero en mi opinión el éxito no es cumplir años sin más, sino vivir siendo joven el máximo tiempo posible. Es aumentar nuestra esperanza de salud, y no la esperanza de vida. Y si hay una píldora de la juventud eterna es el ejercicio físico. Es tremendo. **¿Quieres vivir más años y sentirte lo más joven posible durante toda tu vida? Entrena.**

Ejercicio y colesterol

Hacer ejercicio con regularidad no solo mejora los niveles de colesterol, sino su calidad. Ya hemos hablado de que hay muchas pistas que apuntan a que una elevación en el nivel de colesterol LDL aumenta el riesgo de formación de placas de ateroma y de infarto, algo que no ocurre con el transportador de colesterol HDL, cuya elevación no se asocia con el riesgo de infarto. Solemos centrarnos en el LDL porque es un marcador potente y porque, además, disponemos de fármacos para disminuirlo que han demostrado ser eficaces para combatir los eventos cardiovasculares y la mortalidad. **Lo digo con rotundidad: el ejercicio físico es la mejor herramienta para mejorar el colesterol; es capaz de disminuir el LDL, aumentar los niveles de colesterol HDL y reducir los triglicéridos.** Todo esto deriva en una mejor calidad del colesterol y en unos mejores índices aterogénicos.

Pero ¿qué son **los índices aterogénicos**? Repasemos. Al principio de este libro, expliqué por qué es importante el colesterol y cuál es su relación con la enfermedad crónica cardiovascular, el infarto, el ictus y la muerte. Por eso ya sabes que el colesterol no circula suelto por la sangre, sino que necesita que unos transportadores lo lleven a los distintos órganos o lo devuelvan al hígado. Estos transportadores son las lipoproteínas, que no solo transportan colesterol, sino también otro tipo de grasas, como los triglicéridos, algunas vitaminas liposolubles y varios micronutrientes. Por eso no tiene sentido hablar del colesterol malo y el colesterol bueno: necesitas todos los transportadores para que tu cuerpo funcione de manera óptima.

Como ya te comenté, el conocido como «colesterol malo» es en realidad el transportador de colesterol LDL, y se lo conoce así debido a su relación con la enfermedad cardiovascular. En cambio, el transportador de colesterol HDL es conocido como «colesterol bueno» porque su elevación no se asocia a mayor riesgo, e incluso suele aumentar cuando tenemos un buen estilo de vida. Por eso, cuando popularmente hablamos del «nivel» de colesterol y decimos que es importante para la salud, nos referimos a que el nivel de colesterol total y principalmente de colesterol LDL está relacionado con el riesgo de sufrir un evento cardiovascular.

El LDL se encarga de llevar tu colesterol desde el hígado hasta el resto de tu cuerpo, incluidas las arterias. El HDL se encarga de devolver el colesterol al hígado una vez que ha hecho su función. Pero el colesterol también puede ser conducido de un lado a otro por otros transportadores, como las IDL, los quilomicrones y los VLDL, que se ha ido descubriendo que se relacionan con el riesgo de generar placas de ateroma. Dado que el HDL no presenta esta relación, cada vez más las guías clínicas de cardiología consideran que, para determinar todo el colesterol susceptible de generar placas de ateroma, no debemos medir solo el colesterol LDL, sino el colesterol no HDL, que en estudios recientes se ha posicionado como una determinación más potente que el colesterol LDL a la hora de estratificar el riesgo cardiovascular.

Por si esto no es suficientemente complejo, debes saber que el nivel de colesterol no es lo único que importa: también afecta su calidad, que hace referencia a cómo funciona, a cómo de capaz es de realizar su función. Y, desde fuera, podemos estimar la calidad del colesterol. De hecho, y en esencia, cuando hablamos de la calidad del colesterol nos referimos al equilibrio de transportadores de colesterol que es óptimo para tu metabolismo y tu salud, porque sabemos que, cuando tus transportadores de colesterol están funcionando con un metabolismo adecuado (cuando tienes un colesterol de buena calidad), mantienen una proporción determinada. Por ejemplo, una persona con resistencia a la insulina y con diabetes tiene unos transportadores de colesterol LDL más pequeños y más densos, de modo que, a igualdad de cantidad de colesterol transportada por sus LDL (y, por tanto, a igualdad de nivel de «colesterol LDL» en una analítica), tiene más transportadores LDL, más pequeños y con mayor densidad. Es como si para transportar una determinada carga (colesterol), tuviésemos muchos camiones pequeños en lugar de pocos camiones grandes (transportador LDL). Esto no es baladí, porque esos transportadores LDL más pequeños y más densos son más aterogénicos, es decir, tienen más tendencia a imbuirse dentro de la pared de las arterias (o sea, a meterse dentro de la pared). Este es uno de los motivos por los cuales las personas diabéticas presentan un mayor riesgo de sufrir enfermedades cardiovasculares.

Y aquí hay una connotación importante: es del todo posible (¡y frecuente!) que una persona con este tipo de colesterol LDL no tenga unos niveles exageradamente elevados, pero sí una calidad de colesterol menor. Para que esto se vea en una analítica de sangre, hay que mirar el valor de ciertos indicadores. Uno de ellos es la Apo-B, una apolipoproteína que forma parte de la estructura de algunos transportadores de colesterol, entre ellos el LDL, pero no del HDL. A igual nivel de colesterol LDL, pero con una Apo-B mayor, hay más transportadores, más pequeños y más densos.

Los índices aterogénicos que comentábamos antes son otras determinaciones que pueden desenmascarar una mala calidad del colesterol. Hay varios. En mi trabajo suelo usar básicamente dos: el resultante de la división del colesterol total entre el colesterol HDL y el ratio triglicéridos/colesterol HDL. En mi experiencia, efectivamente, las personas con un mal estilo de vida tienen los índices aterogénicos alterados. Esto te lo digo no solo porque tengamos estudios que lo refrenden, sino porque en mi práctica clínica diaria se repite continuamente. En los pacientes que han sufrido un infarto y que no tienen el colesterol elevado, es extrañísimo que, además, tampoco tengan un resultado patológico en sus índices aterogénicos. Por eso siempre insto a mis compañeros y a los residentes que se forman conmigo a que aprendan a calcular los índices aterogénicos, ya que desenmascaran un mal estilo de vida de manera mucho más clara que el nivel de colesterol LDL.

Los fármacos que se suelen usar para disminuir el colesterol, como las estatinas, rebajan mucho los niveles de colesterol LDL, pero no hacen tanto para mejorar su calidad.[34] En cambio, practicar ejercicio con regularidad reduce el colesterol LDL de forma más moderada (aunque hay estudios que demuestran que, cuantas más horas entrenes a la semana, más se reducirán tus niveles de colesterol LDL), pero también reduce los triglicéridos y aumenta los niveles de HDL. **El ejercicio físico mejora la calidad del colesterol, y hasta hoy no hay ningún fármaco que haya conseguido esto. No tengas ninguna duda: la mejor pastilla para mejorar el colesterol es el ejercicio físico regular.**

Ejercicio, resistencia a la insulina y presión arterial

El ejercicio físico tiene otros efectos muy beneficiosos. Uno de ellos es que nos protege de la **resistencia a la insulina**. Tanto en personas que comienzan a sufrir esta resistencia como en diabéticos, tras la realización de cada sesión de entrenamiento el control de la glucemia mejora a largo plazo. Y es que la realización de ejercicio regular parece mejorar la sensibilidad a la insulina en el tejido adiposo, muscular y vascular. Los mecanismos por los que ocurre todavía no se conocen, pero todo parece apuntar a que el ejercicio ejerce una regulación positiva de algunos receptores de insulina y potencia el metabolismo de la glucosa en el músculo.

Otro de los beneficios del ejercicio es que mejora la función de las arterias, disminuyendo su rigidez, potenciando su relajación y retrasando el envejecimiento vascular. Pero **si hay un efecto del ejercicio que destaque por encima de los demás es la mejora de la presión arterial**. Durante la práctica del ejercicio físico la presión arterial se eleva para que los músculos y el cerebro reciban el flujo de sangre que necesitan, pero la práctica regular de ejercicio deriva en una reducción de los niveles de presión arterial. Incluso hay estudios que lo han cuantificado, y su conclusión ha sido que realizar tres sesiones de ejercicio moderado a la semana se asocia a una caída de unos 5 mmHg de presión arterial. Por eso, si se combina el ejercicio de fuerza con el de resistencia, la disminución de la presión arterial será tanta como la que se consigue tomando el más potente de los antihipertensivos, que conseguirá disminuir la presión arterial sistólica en más de 13 mmHg.

> **¿POR QUÉ EL EJERCICIO BENEFICIA LA CIRCULACIÓN Y DISMINUYE LA PRESIÓN ARTERIAL?**
>
> Quizá la respuesta a esta pregunta se encuentre en que, a largo plazo, el ejercicio produce un aumento del tono del sistema nervioso parasimpático y un aumento de una enzima que se genera en la pared vascular y que tiene efecto en los propios vasos: la NOS (sintasa de óxido nítrico). La NOS aumenta la producción y liberación de óxido nítrico y de prostaciclina por la pared de las arterias. Todos estos mecanismos y enzimas tienen como efecto un aumento de la dilatación y de la relajación de los vasos sanguíneos. Como consecuencia, la presión arterial desciende.

En la sangre y el árbol circulatorio, el ejercicio aumenta los glóbulos rojos, que son los principales transportadores de oxígeno hacia todas tus células, órganos y tejidos, y mejora la función y el aporte sanguíneo al músculo. Y es que el estímulo que supone el ejercicio regular optimiza y adapta el árbol circulatorio y aumenta la síntesis de óxido nítrico, y esto tiene un efecto global. A nivel cardiaco, las arterias que nutren, estabilizan y protegen a tu corazón (las llamadas arterias coronarias) también crecen, mejoran y crean redes de defensa, aumentando la densidad de capilares intracardiacos. Durante el ejercicio de una persona entrenada, estas arterias pueden quintuplicar el flujo de sangre respecto al reposo. El ejercicio también protege a tu corazón de este modo. Cuando un deportista, por la razón que sea, sufre un infarto, su recuperación es mucho mejor, pues tiene una red de capilares que pueden asumir la función de la arteria infartada y obstruida, y suplir de sangre al corazón infartado.

Otros beneficios de hacer ejercicio físico

Hasta ahora solo hemos hablado de los efectos del ejercicio físico dentro del sistema cardiovascular, pero los beneficios van mucho más allá.

- **Protección frente al cáncer.** Realizar ejercicio físico de forma regular protege frente al cáncer, y es que el sedentarismo, una mala composición corporal y los factores de riesgo derivados de estas condiciones son también factores de riesgo de casi cualquier tipo de cáncer. No sé si lo sabes, pero el cáncer es la proliferación de una célula que muta y que tu cuerpo no puede detener. En realidad, las mutaciones ocurren cada día, forman parte de la vida, pero, en el caso del cáncer, un día una célula errónea escapa al control del cuerpo. El ejercicio físico, con la liberación de exerquinas y la mejoría de la calidad que adquiere tu masa muscular, potencia tu sistema inmune, que se encarga de detener a las células precancerígenas y disminuye la inflamación crónica de bajo grado, que también se asocia al riesgo de cáncer.
- **Protección frente al alzhéimer y la demencia.** Está demostrado que entrenar regularmente se asocia a una mayor protección ante enfermedades como el alzhéimer y la demencia. Y es que, entre las hormonas que produce tu cuerpo cuando hace ejercicio, hay algunas que potencian la formación de BDNF, el factor neurotrófico derivado del cerebro. El BDNF es una neurotrofina, es decir, una proteína necesaria para tus neuronas que potencia su supervivencia e incluso induce a la creación de nuevo tejido nervioso, un proceso llamado neurogénesis.
- **Protección frente a la depresión.** El ejercicio físico previene los episodios depresivos mayores y las recaídas, y también

acelera la recuperación. Por supuesto, no es que sea la cura de esta enfermedad mental, pero el cambio hormonal que suponen tanto las propias sesiones de entrenamiento como la mejora de la composición corporal pueden ayudar a prevenirla y a recuperarse de ella. Cuando analizamos a los pacientes que sufren depresión y les «prescribimos» ejercicio físico como parte de su tratamiento, los que siguen esta recomendación se recuperan antes.

- **Es fundamental durante las etapas de crecimiento.** Durante el crecimiento, hacer ejercicio físico es fundamental. Algunos trabajos informan de que hacer ejercicio a menudo durante la infancia y la adolescencia no solo repercute en la salud de la etapa adulta, sino que se asocia a una mejora en la memoria y en la capacidad de aprendizaje, e incluso parece predecir una mayor capacidad intelectual en la etapa adulta.

Todos estos beneficios parecen muy llamativos, son muy de contar en comidas de Navidad y cenas con amigos. Pero no me gustaría que te centraras en ellos. No quiero que los árboles no te dejen ver el bosque. Lo verdaderamente importante es que integres que, si entrenas, vivirás más y vivirás mejor, así de simple. Tu cuerpo necesita un músculo fuerte, y el modo de obtenerlo si tu vida no te exige movimiento es entrenar. Si tienes un corazón fuerte, unos pulmones capaces, un sistema vascular desarrollado y unos músculos grandes y fuertes, será más difícil que tus vasos sanguíneos enfermen, que se produzca un trombo o que una célula cancerosa prolifere. Entrenar regularmente te protege de la enfermedad y retrasa la muerte.

8

CÓMO HACER EJERCICIO PARA TENER UN CORAZÓN SALUDABLE

Descubre los tipos de ejercicio que más le gustan a tu corazón... y los que menos

El ¿mito? de los diez mil pasos

De acuerdo, el ejercicio es salud. Pero ¿cualquier tipo de ejercicio? En realidad, no.

Si estuviéramos en la calle y les preguntáramos a las cinco primeras personas que pasaran cuál es el ejercicio más cardiosaludable, probablemente nos dirían que caminar, correr, montar en bici o nadar. Ninguna de estas respuestas nos sorprendería, ya que se trata de una de las creencias más arraigadas sobre el deporte… incluso dentro de nuestras consultas y hospitales. A diario, en las consultas y las plantas de hospitalización de cardiología, a los pacientes con riesgo de sufrir una enfermedad del corazón se les recomienda que lleven una vida tranquila, que no hagan sobreesfuerzos y que salgan a caminar casi todos los días de la semana.

La OMS y otras organizaciones científicas recomiendan más o menos lo mismo. La OMS, por ejemplo, aconseja realizar al menos ciento cincuenta minutos de actividad física a la semana a los adultos de dieciocho a sesenta y cuatro años, y como actividad física entiende «paseos (a pie o en bicicleta), actividades ocupacionales (es decir, trabajo), tareas domésticas, juegos, deportes o ejercicios programados en el contexto de las actividades diarias, familiares y comunitarias».

Primera sorpresa: esto es… verdad. Razón no les falta a la OMS y al resto de las organizaciones científicas. Y aquí va el primer mensaje: los estudios que han comparado a la población que realiza este tipo de actividad física con la que no la realiza han encontrado que el ejercicio reduce la probabilidad de morir por un evento cardiovascular en un 25 por ciento. Y es que mantenerse activo, haciendo cualquier cosa, siempre será mejor que pasarse el día en el sofá. Porque **cualquier actividad física estimulará más tu sistema muscular que el reposo**. Por eso el sedentarismo mata. Si no te mueves, enfermarás antes.

EJERCICIO AERÓBICO Y EJERCICIO ANAERÓBICO

Al tipo de ejercicio físico de intensidad baja o moderada que podemos mantener durante mucho tiempo, como caminar, montar en bicicleta o nadar a ritmo suave, lo conocemos como **ejercicio aeróbico**, y recibe este nombre porque metabólicamente, para su realización, se consume oxígeno principalmente como combustible. Este tipo de ejercicio se puede desarrollar durante largo rato. En cambio, cuando el ejercicio es más intenso, como hacer sentadillas con un peso alto o realizar esprints a máxima velocidad, la energía dependiente de oxígeno no es suficiente y hay que complementar en mayor medida el aporte energético, con lo cual entra en escena el metabolismo anaeróbico (no dependiente de oxígeno), que puede suministrar energía extra pero no por mucho tiempo. Al contrario que con el ejercicio aeróbico, el **ejercicio anaeróbico** (o principalmente anaeróbico) no aporta energía infinita y además produce sustancias de desecho y termina generando fatiga.

Casi todos los beneficios para la salud que hemos resaltado en el apartado anterior están basados en estudios que han analizado el ejercicio aeróbico de intensidad baja y moderada. Los estudios más ambiciosos han encontrado una asociación inversa entre el ejercicio aeróbico regular y el riesgo de mortalidad por todas las causas en hombres, mujeres, jóvenes y mayores. Otros trabajos han demostrado una relación inversa entre la realización regular de ejercicio aeróbico y el riesgo de eventos cardiacos, y, como hemos visto, esta relación se puede explicar parcialmente por la reducción del colesterol LDL asociado al ejercicio, la mejoría de parámetros de la inflamación como la proteína C reactiva o su efecto regulador sobre la presión arterial. Además, el ejercicio aeróbico regular disminuye la probabilidad de desarrollar diabetes mellitus tipo 2 y previene y mejora la obesidad.

Hasta aquí está todo muy bien, pero hay que especificar una cosa: las recomendaciones de realizar ciento cincuenta minutos de actividad física moderada a la semana (es decir, caminar media hora durante cinco días a la semana) en realidad son lo mínimo a lo que deberías aspirar, y por tanto se trata de una recomendación que dista mucho de lo óptimo. Además, a medida que nos acostumbramos a realizar determinado ejercicio, lo que había empezado siendo un esfuerzo moderado pronto se convierte en un esfuerzo bajo. Por eso, si sigues la recomendación de la OMS corres el riesgo de pensar que si sales a caminar un rato de vez en cuando estás haciendo mucho por tu salud. Pero nada más lejos de la verdad. Si no te lo crees, mira este gráfico:

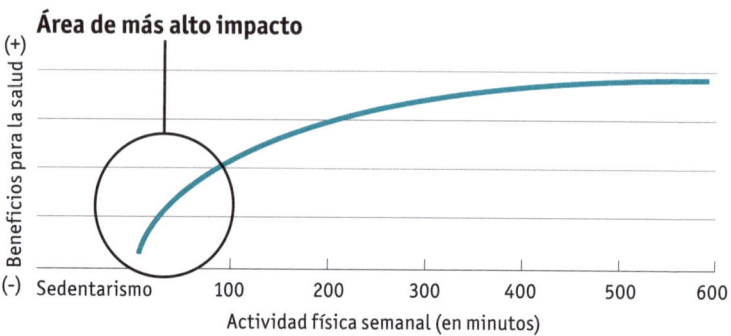

Figura 17: Beneficio para la salud del ejercicio según el tiempo de ejercicio semanal (en minutos).[35]

Como puedes ver, diez minutos diarios de ejercicio físico ya aportan beneficios, pero muy pocos comparados con los que puedes llegar a conseguir. Esto significa que todas las adaptaciones que se producen con el ejercicio empiezan a notarse con el ejercicio de intensidad baja o moderada, pero para maximizar los beneficios debes entrenar algo más y algo más duro. Piénsalo: si caminar fuera suficiente, no existiría la obesidad y la gente que camina no tendría problemas de salud. Por consiguiente, los ciento cincuenta minutos que recomienda la OMS pueden ser una opción para ciertas personas con limitaciones, pero para la gran mayoría de nosotros simplemente no son suficientes. Entonces ¿por qué está tan extendida la creencia de que es suficiente con andar para mantener una buena salud?

> ### EL ORIGEN DE LOS DIEZ MIL PASOS
>
> En 1965, una empresa japonesa lanzó al mercado un podómetro (contador de pasos) llamado Manpo-Kei. ¿Y qué significa «Manpo-Kei»? Pues nada más ni nada menos que «medidor de diez mil pasos». Según investigadores japoneses, el motivo por el que la empresa eligió ese número para bautizar su podómetro fue porque en caracteres japoneses el símbolo de diez mil es 万 y se parece mucho a un hombre que camina. Debido a esa operación de marketing, la gente asumió que diez mil era la cantidad ideal de pasos para realizar una buena actividad física.
>
> Así que **la recomendación de caminar diez mil pasos al día no tiene ningún fundamento científico**. De hecho, algunos trabajos apuntan a que la cifra de pasos a partir de la cual ya tenemos algo de beneficio no es diez mil, sino ocho mil antes de los setenta años y entre cinco mil y siete mil después de los setenta. Pero espero que si estás leyendo este libro no sea para hacer lo mínimo por tu salud, sino lo mejor, así que te recomiendo que sigas leyendo para descubrir cómo debes realizar ejercicio para cuidarte al máximo.

¿Por qué no basta con caminar para cuidar tu salud? La respuesta es sencilla: para mejorar tu composición corporal (es decir, para ganar músculo o perder grasa), tu cuerpo y tu masa muscular deben entender que tienen que adaptarse a un cambio. Quizá recuerdes dos cosas que he señalado en páginas anteriores: la primera es que caminar a ritmo cómodo no te supone ningún esfuerzo y la segunda, que el ser humano está hecho para adaptarse a su entorno. Siguiendo estas dos premisas, si tu entorno (es decir, el ejercicio que haces) no te exige que tengas más fuerza ni más resistencia, ¿para qué va a mejorar tu músculo? Simplemente, no tiene ningún motivo para cambiar. Caminar o salir en bicicleta a un ritmo bajo o moderado es muy fácil. Con pocas semanas de entrenamiento, prácticamente cualquier persona puede estar caminando sin problema durante horas, disfrutar del ambiente mientras monta en bici o nadar a un ritmo cómodo. Y si el ejercicio es algo que puedes realizar durante horas, o, dicho de otra manera, si te resulta extremadamente cómodo, tu composición corporal no va a mejorar. No habrá nada a lo que adaptarse.

Hay estudios que muestran que las personas que caminan entre quince y veinte kilómetros cada día gastan una cantidad de energía menor a la que quemarían el resto de las personas que no están habituadas a caminar tanto si recorrieran la misma distancia. Cuando estas personas andan quince o veinte kilómetros, emplean la misma cantidad de energía que podemos gastar los demás si hacemos una caminata mucho más corta, de entre cinco y diez kilómetros. ¿Por qué ocurre? Porque tu cuerpo se adapta. Desde variaciones biomecánicas hasta del metabolismo energético: siempre busca ser más eficiente, esto es, hacer más con menos. Y se le da muy bien.

Existe un principio de mejora de la masa muscular que los entrenadores y los culturistas conocen muy bien porque es básico en su trabajo, y que es importante que conozcas. Se trata del

principio de estrés-supercompensación. Es el que explica que, si quieres mejorar tu composición corporal, seguramente deberás esforzarte más de lo que crees.

Si en una sesión de entrenamiento te esfuerzas lo suficiente, durante el tiempo que dure la sesión cada vez tendrás menos fuerza. Todas las personas que han entrenado alguna vez lo saben. Por ejemplo, si en una misma sesión de entrenamiento haces esprints tan rápido como puedes, en poco tiempo comprobarás que cada vez corres más lento. O, si levantas pesas, a medida que avance la sesión podrás hacer cada vez menos repeticiones con el mismo peso o necesitarás menos peso para hacer las mismas repeticiones. Una vez terminada la sesión, tu cuerpo comprenderá que debe adaptarse a ese esfuerzo. Será entonces cuando comenzará la recuperación, durante la cual este se reparará, se regenerará y se preparará para la siguiente sesión.

Pero eso no acaba aquí: una vez recuperado, tu cuerpo entra en un nuevo periodo, el de la supercompensación. Durante esta fase, **tu cuerpo se hace más fuerte, pues busca adaptarse al nuevo estímulo. Por eso, una vez superado el periodo de supercompensación, tu punto de partida será superior al anterior**. También por este motivo es fundamental que descanses después de hacer ejercicio, pero no demasiado. Si no respetas tu periodo de recuperación y haces ejercicio antes, no sacarás el máximo beneficio de tus entrenos. En cambio, si tardas demasiado en volver a hacer ejercicio porque no lo practicas con regularidad, perderás la compensación que hayas ganado con tu esfuerzo.

Por esto no es buena idea entrenar todos los días, dado que las adaptaciones y supercompensaciones requieren un tiempo y un descanso adecuado. Además, si dejas más de un día entre entrenamientos similares, mejor. Por eso una buena recomendación general es hacer ejercicio aeróbico tres días a la semana y ejercicio de fuerza entre dos y tres días a la semana sin repetir los mismos grupos musculares en el entrenamiento de fuerza más de dos veces a la semana. Así gestionarás mucho mejor la fatiga muscular y dejarás tiempo para adaptarte con las compensaciones musculares.

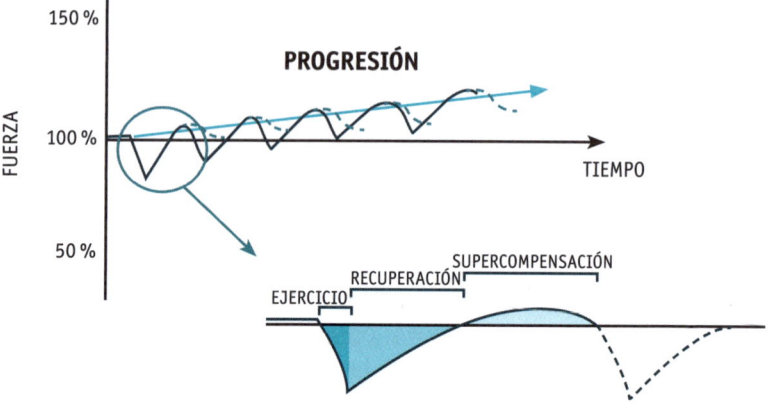

Figura 18: Respetar el principio de estrés-supercompensación en la realización de ejercicio ayuda a mejorar la composición corporal con el tiempo.

Por tanto, **para mejorar tu composición corporal necesitas dos cosas:**

1. **Esforzarte suficiente.** Debes realizar una actividad que te cueste, que te suponga un cierto desafío. Si practicas una actividad que puedes mantener durante mucho tiempo (como caminar o ir en bici a ritmo tranquilo), no generarás un estímulo suficiente.
2. **Aprovechar la supercompensación.** Es decir, entrenar de forma regular y dejar algún tiempo entre entrenamientos,

sobre todo si son similares. No es la mejor idea entrenar carrera o ejercicios para espalda todos los días, pero, por este mismo motivo, no hacer nada entre semana y luego sufrir los fines de semana no es lo más aconsejable.

De todo esto, quédate con dos mensajes. Por un lado, que el movimiento es vida y que, por tanto, ser activo y caminar a diario protege de la enfermedad. Y, por otro, que esto no es suficiente. Si no realizas actividad física que te suponga un cierto desafío (esto es, más que leve) al menos de vez en cuando y de manera regular pero respetando el descanso, difícilmente mejorarás tu composición corporal. Y, por supuesto, debes darle la importancia que tiene al entrenamiento de fuerza. Vamos a ver por qué.

La importancia del ejercicio de fuerza

Ahora que ya sabes que el ejercicio aeróbico de intensidad baja no es suficiente, sino que debes esforzarte más, y que tener un músculo saludable es fundamental para tu salud (ya que es un almacén de energía beneficiosa y produce las hormonas necesarias para que vivas más y mejor), seguro que no te sorprenderás si te digo que **entre tus hábitos saludables debería estar el de trabajar tu masa muscular.** Para sacar partido de verdad al tiempo que dedicas a hacer ejercicio, debes entrenar la fuerza. Esto es algo que a los médicos y, en general, a la mayoría de los integrantes del sistema sanitario nunca nos ha gustado demasiado. A mí me enseñaron que el ejercicio de fuerza no era saludable y por eso no lo recomendaba. Menos mal que aprender y rectificar forma parte de mi forma de ser, porque en este sentido he cambiado muchísimo. Ahora no solo recomiendo el ejercicio de fuerza, sino que lo practico y animo a mis pacientes a que lo practiquen conmigo. Te contaré el porqué de este cambio, pero antes te diré por qué el sistema sanitario no ha defendido el ejercicio de fuerza.

Hay varios motivos que lo explican, y quizá el que más peso tiene es que no ha habido tantos estudios sobre el entrenamiento de fuerza como sobre el ejercicio aeróbico. Por eso no hay tanta evidencia del papel protector de la salud que desempeña el ejercicio de fuerza. Pero, además, fisiológicamente podría tener sentido pensar que este no es demasiado saludable, y se debe a razones inherentes a su práctica. Cuando haces ejercicio estás sometiendo tu cuerpo a un estrés físico y mental que debe superar, con lo cual el riesgo de sufrir un evento cardiovascular aumenta mientras realizas el ejercicio.

Estarás pensando: ¿perdona? Pues sí, como lo oyes: tienes más riesgo de sufrir un evento cardiovascular mientras realizas ejercicio físico que mientras estás en reposo. Y es que, para vencer el estrés que supone el ejercicio, tu cuerpo tiene que adaptarse. Entre los cambios que se producen en tu cuerpo durante la realización de ejercicio están el aumento de la fuerza y de la velocidad de bombeo del corazón, lo que incrementa la presión arterial; pero también el aumento de la resistencia a la insulina en órganos que no son necesarios para la práctica de ejercicio (con el objetivo de que a tus músculos y a tu cerebro no les falte la glucosa), el aumento de los factores procoagulantes (que sirven para evitar que te desangres si te hieres) o el aumento del colesterol en sangre (para aportar energía extra si lo necesitas).

En resumen, durante el ejercicio se incrementan la presión arterial, la resistencia a la insulina y el colesterol, además de la tendencia a la formación de trombos. ¿Todos estos cambios te suenan a algo? Exacto, a un mayor riesgo de sufrir un evento cardiovascular. Y es que cuando hacemos ejercicio y se ponen en marcha todas estas adaptaciones y mecanismos, efectivamente, tu riesgo de sufrir un evento cardiovascular es mayor que durante el reposo.

Entonces ¿esto significa que el ejercicio es peligroso? ¿Debes dejar de hacer ejercicio? Por supuesto que no. La realidad es que este aumento del riesgo cardiovascular inmediato inherente a la práctica del ejercicio no es tan importante como se creía. De hecho, podemos asumirlo sin problemas. Pero, aun así, ¿qué sentido tiene? Piensa que la naturaleza solo asume riesgos en aquellos casos en los que merece la pena y, en un estado natural o salvaje, el esfuerzo intenso solo se realiza para huir de un peligro, escapar de algún depredador o esquivar un accidente potencialmente mortal. Es al contextualizarlo de esta forma cuando este pequeño aumento del riesgo cardiovascular cobra sentido.

De hecho, existen muchos estudios sobre cuánto aumenta el riesgo cardiovascular durante la práctica de ejercicio físico vigoroso dependiendo de cuántas veces hacemos ejercicio a la semana. Y es curioso: puedes ver en la gráfica de abajo cómo en las personas que entrenan cinco días a la semana el riesgo durante los entrenamientos no es tan significativo, y que en las personas que realizan ya alguna sesión de entrenamiento semanal el riesgo cardiovascular en reposo disminuye. ¡Esto es una grandísima ventaja! Es decir, que realizar ejercicio de forma regular resulta beneficioso porque el riesgo de sufrir un evento cardiovascular durante el entrenamiento casi no aumenta, y además se reduce mucho el riesgo de sufrirlo en reposo (o sea, durante el tiempo que no estás entrenando).

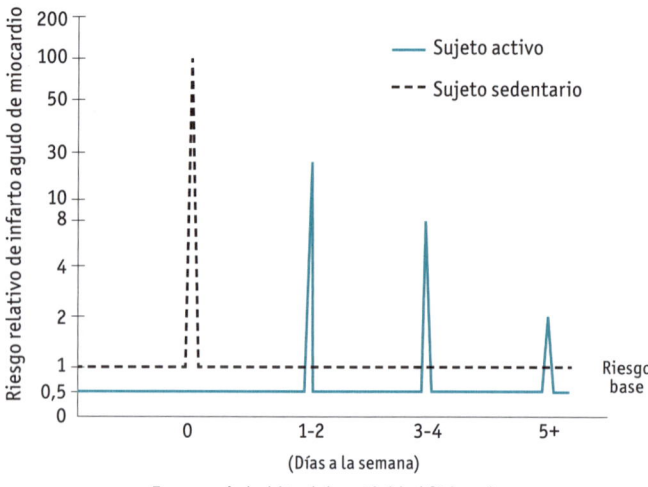

Figura 19: Relación entre el riesgo de infarto de corazón y una sesión de ejercicio físico vigoroso, en función del número de sesiones de ejercicio físico que se realicen semanalmente.[36]

Pues bien, al no ser conscientes de este claro beneficio y debido a que el ejercicio de fuerza provoca un mayor aumento de la presión arterial y de la fuerza de contracción del corazón que el ejercicio aeróbico suave, clásicamente no se habían llevado a cabo estudios que valoraran su influencia en la salud. Incluso, desde un punto de vista ético, parecería contraproducente. Pero esto no significa que el beneficio no estuviera ahí, que no existiera.

Afortunadamente, la ciencia avanza y poco a poco hemos ido perdiendo el miedo al ejercicio de fuerza. Ahora sabemos, por ciertas investigaciones, que el aumento de riesgo cardiovascular durante las sesiones de entrenamiento no supone un peligro tan importante como se creía, y que, si lo que queremos es conseguir una mejor composición corporal, el ejercicio de fuerza es mucho mejor que el ejercicio aeróbico de baja y media intensidad. Resulta que lo teníamos delante de nuestros ojos, pero no lo veíamos. Una vez que se ha empezado a estudiar, los resultados han sido unánimes: **el ejercicio de fuerza protege de la enfermedad porque la fuerza es uno de los determinantes más cruciales de la salud**. El número de flexiones que puedes hacer predice tu riesgo de sufrir un infarto.[37] Incluso tu fuerza durante la etapa infantil y la adolescencia parece protegerte y disminuye tu riesgo de morir décadas después.

Una de las diferencias entre el ejercicio aeróbico de intensidad moderada y el ejercicio de fuerza es que **el ejercicio aeróbico es eficaz para perder grasa, pero el ejercicio de fuerza es tan eficaz a la hora de perder grasa como para ganar músculo**. Y con el entrenamiento de fuerza no solo pierdes grasa bajo la piel: entrenar tu fuerza también reduce la grasa visceral y mejora la sensibilidad a la insulina (y ambos factores están relacionados con un aumento de la inflamación crónica y con el riesgo de sufrir síndrome metabólico y diabetes). Con el ejercicio de fuerza, controlando las cargas, las repeticiones, la progresión y el descanso (recuerda el principio de estrés-supercompensación), podrás lograr progresivamente esta mejora en tu composición corporal. Pero no solo eso: muchos de los beneficios que presenta el ejercicio físico aeróbico también los aporta el entrenamiento de fuerza. El mayor es que disminuye la mortalidad por cualquier causa y el riesgo de enfermedad cardiovascular y de cáncer. También regula la presión arterial y los niveles y la calidad de tu colesterol.[38] Promueve una mejora de la salud psicosocial, de la depresión y del descanso, y te protege frente a la osteoporosis y la sarcopenia, una de las principales condiciones asociadas a la mortalidad cuando te haces mayor. Piensa que **un músculo sano será tu guardaespaldas cuando envejezcas**. Cambia el chip: estar fuerte es salud.

EJERCICIO DE FUERZA: DE LA TEORÍA A LA PRÁCTICA

Pero... ¿cómo hago yo ejercicio de fuerza?

Esencialmente, el ejercicio de fuerza consiste en realizar una contracción muscular para vencer una resistencia repetidas veces. En general, la resistencia debe ser lo suficientemente alta para que si realizas dicho movimiento hasta el agotamiento no puedas hacer más de unas treinta o cuarenta repeticiones. Pero por lo común se suelen trabajar entre cinco y veinticinco repeticiones, dependiendo del ejercicio.

A propósito de la resistencia, se puede trabajar con peso externo como mancuernas, pesas o *kettlebells*; con el propio peso corporal, o incluso contra la gravedad. Dentro del ejercicio de fuerza, se incluyen tanto ejercicios isotónicos, que son aquellos en los que se mueven las articulaciones (con un aumento del tono muscular mantenido, por eso es «iso-tónico»), como isométricos, en los que se mantiene una posición mediante la contracción muscular para luchar, normalmente, contra la gravedad (por eso es «iso-métrico»).

¿Y dónde lo puedo realizar?

El entrenamiento de fuerza se puede practicar casi en cualquier sitio: en casa, en la calle, en un gimnasio... La primera vez que lo realizas, un poquito de guía puede irte bien. En cualquier gimnasio hay monitores cualificados que te van a guiar y aconsejar de la mejor manera, pero, si no quieres o no puedes ir, también es posible trabajar en casa. En internet hay miles de videos —literalmente— para aprender a realizar ejercicio de fuerza. Solo necesitas un mínimo de espacio, tu propio cuerpo y una toalla o esterilla. Si encima puedes hacerte con una goma o alguna carga, ideal.

Como regla general, piensa que el ejercicio de fuerza que más nos gusta debe involucrar grupos musculares grandes; no es solo levantar pesas con los bíceps. Al contrario: nos gusta que imite gestos que utilizas cada día. Y, para eso, cada semana intenta trabajar al menos dos movimientos de cada una de estas tres categorías:

- **Empuje**, como pueden ser una flexión o una semiflexión, o bien levantar una carga con los hombros, sentado o de pie.
- **Tirón**, por ejemplo hacer remo (levantar una carga inclinado hacia delante) o una dominada o variante.
- **Pierna**, como una sentadilla, levantarse desde el suelo o hacer un peso muerto (que no es más que levantar una carga que está en el suelo, como coger las bolsas de la compra).

Cuando empieces a practicar, te darás cuenta de que cualquier rutina que te proponga un profesional incluye ejercicios que pueden clasificarse dentro de estos tres tipos. Si lo piensas, todos estos ejercicios se pueden hacer con gomas en casa.

Tal como hemos visto, el ejercicio de fuerza debe suponer una cierta resistencia, un cierto esfuerzo. No vale con hacer diez repeticiones con pesas de un kilo si puedo hacer cincuenta. Por cierto, prueba: seguro que puedes realizar más de las que crees hasta el agotamiento (no hasta que empieces a cansarte, sino hasta que de verdad el brazo no pueda hacer otra repetición).

Por qué es saludable el ejercicio de alta intensidad

El ejercicio de alta intensidad o HIT (*high-intensity training*) está de moda. Los centros de entrenamiento funcional y de *crosstraining* han proliferado desde hace unos años, y cada vez más gente se somete a entrenamientos más duros de lo tradicional, que los llevan al límite en cada sesión. Pero, como ocurre con el ejercicio de fuerza, el ejercicio de alta intensidad no ha sido considerado una práctica saludable. Las razones son principalmente que realizar ejercicio de alta intensidad supone una mayor agresión cardiovascular intra-sesión, pero además se tiende a asociar con el deporte de élite, algo que mucha gente considera que «no es sano». Vamos a descubrir qué hay de cierto —o falso— en esto.

QUÉ ES EL EJERCICIO DE ALTA INTENSIDAD

Desde el punto de vista fisiológico, el ejercicio de alta intensidad es el que se realiza en condiciones muy cercanas a la máxima capacidad respiratoria (que podemos estimar en una ergoespirometría al medir el volumen máximo de oxígeno que nuestro organismo puede procesar, o VO_2Max) o incluso utilizando esta capacidad máxima. Por eso, la realización de ejercicios de alta intensidad requiere de un entrenamiento importante previo para poder tener la calidad muscular y la capacidad técnica suficientes como para poder realizar ejercicio haciendo uso de la máxima capacidad respiratoria. Así, definiciones como las que se pueden leer en distintos foros, que aseguran que por encima de un porcentaje de frecuencia cardiaca máxima, como puede ser el 85 por ciento, ya se considera ejercicio de alta intensidad, no dejan de ser aproximaciones inexactas y, en algunos casos, simple marketing.

En realidad, la mayoría de las personas que realizan ejercicio de alta intensidad y los centros que lo promueven hacen ejercicios de una intensidad relativamente alta que les provocan mucha fatiga, pero eso no significa que sean ejercicios de alta intensidad fisiológicamente hablando. Vamos a verlo con algún ejemplo. Lo más habitual es que los centros donde se realiza entrenamiento de alta intensidad, en sus clases, guíen a los usuarios para que hagan series de ejercicios muy variadas, con una carga a lo sumo moderada, pero muy rápido y con muchas repeticiones, incluso combinándolas con carrera, bici o remo. Sentadillas, flexiones, saltos al cajón, salto a la comba, dominadas o levantamiento de peso son los movimientos más habituales. Pues bien, estos ejercicios tan diversos precisan de un entrenamiento significativo para llegar a exigir a tu sistema cardiorrespiratorio un desempeño máximo o submáximo. Lo más habitual es que nos fatiguemos antes, pero por insuficiencia muscular. Para la mayoría de las personas, este tipo de entrenamiento tiene más de «alta fatiga» que de «alta intensidad».

No obstante, esto no le quita mérito ni beneficios al ejercicio...; al contrario. No me malinterpretes. Yo mismo tengo un centro donde los pacientes con cardiopatía realizan ejercicio de una intensidad relativamente más alta que la habitual. En realidad, prácticamente todas las ventajas que presenta el ejercicio físico de alta intensidad para la salud se han estudiado con pacientes que realizan protocolos de alta intensidad relativa, y no de alta intensidad fisiológica estricta.

La ciencia ha demostrado que no solo importa el volumen del entrenamiento (o sea, la carga que acumulemos de tiempo de entrenamiento, la repetición y la regularidad de la práctica), sino que la intensidad del ejercicio también es relevante. Hoy tenemos cada vez más claro que **las ventajas del ejercicio de alta intensidad son iguales o superiores a las del ejercicio de intensidad moderada.** Algunos estudios han encontrado que, con un tiempo similar de entrenamiento, el ejercicio de alta intensidad protegía más contra la muerte prematura.[39] Algún estudio importante incluso ha concluido que realizar ejercicio vigoroso (es decir, al menos veinte minutos unos tres días a la semana) en combinación con ejercicio moderado (al menos treinta minutos casi cada día) se asoció a un 50 por ciento menos de probabilidad de morir a diez años de seguimiento.[40] Cuando comparamos el entrenamiento de alta intensidad con el ejercicio de intensidad moderada, parece ser que el primero ayuda a perder más grasa de forma más rápida, además de prevenir la pérdida de músculo, e incluso puede contribuir más a ganar masa muscular. Por tanto, al contrario que el ejercicio de intensidad moderada, el ejercicio de alta intensidad sí que repercute en tu composición corporal, y la mejora, de manera más potente.

Pero esto no es lo único que aporta el HIT. Hay mucha evidencia de que disminuye la inflamación sistémica, mejora la calidad del colesterol e incluso actúa como un potente ansiolítico y contribuye a tratar la depresión. Además, sabemos que, en pacientes con enfermedad del corazón, el HIT mejora la función cardiaca y la capacidad aeróbica.[41] También mejora antes la sensibilidad a la insulina y la presión arterial que el ejercicio de intensidad moderada. Y es que este es el gran punto fuerte del ejercicio de alta intensidad: es más eficiente que el de intensidad moderada. Esto significa que, **con menos tiempo de entrenamiento, con el HIT se logran los mismos beneficios que con el ejercicio de intensidad moderada.** Por si esto fuera poco, la sensación subjetiva de satisfacción tras una sesión de HIT suele ser mayor que con el ejercicio de menor intensidad, ya que tras el HIT la liberación de hormonas como la dopamina, la «hormona del placer», es mayor.

Una de las principales dudas acerca del ejercicio de alta intensidad es si resulta seguro practicarlo. Cada vez tenemos menos dudas al respecto, ya que en los estudios que emplean protocolos de entrenamiento de alta intensidad se repiten continuamente los mismos resultados: si bien, en comparación con el entrenamiento de intensidad moderada, en el HIT hay una mayor agresión cardiovascular y esto conlleva un mayor riesgo, se trata de un riesgo muy pequeño. Ahora bien, por supuesto que las personas mayores, con enfermedades o que no han entrenado desde hace años deberían dejarse guiar por profesionales del ejercicio o, si tienen patología, incluso por un médico.

En el centro que dirijo, nos dedicamos a hacer rehabilitación cardiaca a pacientes que han sufrido un infarto u otro evento cardiovascular, y para conseguirlo empleamos un protocolo de alta intensidad relativa en cada sesión. Según mi experiencia, gracias a tener un control latido a latido del corazón de mis pacientes podemos guiar a la perfección el entrenamiento, y las complicaciones son infrecuentes en extremo (no hemos tenido ninguna). Eso sí, la mejoría en cuanto a calidad de vida y disminución de su riesgo cardiovascular es impresionante. El HIT les cambia la vida, literalmente.

Otra de las preguntas que se hace mucha gente es si el entrenamiento de alta intensidad es para todo el mundo. La respuesta, como en casi cualquier otra cosa, es que por supuesto que no. Para empezar, el entrenamiento de alta intensidad implica un alto desempeño tanto cardiovascular como muscular, y por tanto requiere un entrenamiento y que se lleve a cabo de manera cuidadosa, y a ser posible con la guía y la corrección de un profesional. Además, la mayor agresión cardiovascular y para las articulaciones del entrenamiento de alta intensidad lo hace una opción poco recomendable de inicio para personas mayores, con problemas articulares, con enfermedad del corazón o con enfermedades metabólicas, como la diabetes mellitus cuando no está bien controlada. No obstante, aún no he conocido a ningún paciente a quien no se le pueda adecuar el entrenamiento de alta intensidad, por más patología que tenga. Por descontado, el entrenamiento siempre debe adaptarse e individualizarse, y ya sabes que lo que conocemos como alta intensidad en realidad es una alta intensidad relativa para cada persona. No se puede someter al mismo entrenamiento de alta intensidad a una persona joven sin patología que a alguien que haya sufrido un ictus, que es diabético y que tiene una función cardiaca severamente deprimida, pero estas dos personas pueden entrenar a una mayor intensidad que la habitual y disfrutar de los mejores beneficios para su situación.

En definitiva, con el ejercicio de alta intensidad sufrirás algo más pero durante menos tiempo, maximizarás los beneficios que te puede aportar el ejercicio y mejorarás tu composición corporal. Es una opción segura y, por cierto, casi siempre más divertida.

9
EJERCICIO Y CORAZÓN: LAS PREGUNTAS MÁS FRECUENTES

Resuelve todas tus dudas antes de empezar a entrenar

¿Por qué tengo las pulsaciones bajas si hago ejercicio? ¿Me tengo que preocupar?

Esta es una pregunta que no paro de oír. La respuesta es que no, no tienes por qué preocuparte. Cuando haces ejercicio y además adquieres un buen estilo de vida, tu cuerpo se adapta. Por desgracia, la mayoría de las personas no llevan un buen estilo de vida y por eso, cuando empiezan a cuidarse de verdad, se sorprenden al descubrir que su cuerpo ha cambiado de manera inesperada; por ejemplo, con unas pulsaciones más bajas.

Esto ocurre porque, cuando haces ejercicio, durante la sesión de entrenamiento tu corazón late más rápido y más fuerte. Como consecuencia, tu cuerpo tiene que impulsar más sangre y debe hacerlo con más fuerza para suplir la demanda durante el ejercicio, y entonces tu corazón y tu cuerpo cambian para ser cada vez más eficaces y eficientes frente a este desafío. Entre estas adaptaciones están las modificaciones de la función y la forma del corazón, pero también hay cambios en los sistemas que regulan la activación y la relajación de tu sistema cardiovascular, pues ambos están entrelazados.

Ya hemos comentado que la principal adaptación del corazón es que este se hace más fuerte y más grande. Y por ello latir le cuesta cada vez menos, ya que se ha acostumbrado a tener que generar más fuerza de vez en cuando. Un corazón adaptado al ejercicio físico puede duplicar el volumen de sangre que impulsa en cada latido siempre que lo necesite, mientras que un corazón que no esté entrenado apenas podrá aumentar el volumen en un 50 por ciento. Por eso un corazón entrenado en reposo necesita latir menos veces por minuto, porque ahora impulsa más sangre que antes en cada latido.

Además, aquí entra en juego el sistema nervioso autónomo, que es la parte del sistema nervioso central que se encarga de regular muchos procesos automáticos, tanto cardiovasculares como mentales y metabólicos: desde la digestión hasta el sueño, pasando por el aumento de la presión arterial y las pulsaciones cuando nos despertamos. Pues bien, cuando el sistema nervioso autónomo se da cuenta de que el corazón es más fuerte, regula a la baja las pulsaciones que necesita realizar por minuto (en reposo, claro). Para ello, se disminuye el tono de la parte «activadora» del sistema (el sistema nervioso simpático) y se aumenta el tono de la parte «inhibitoria» (el parasimpático).

Y este es el motivo por el cual una persona que realiza ejercicio de manera regular tiende a tener unas pulsaciones que solemos considerar bajas, aunque realmente no lo son. Durante la noche, un deportista entrenado puede llegar a unas pulsaciones de hasta treinta y cinco o cuarenta latidos por minuto. Si no tienes ningún síntoma, o te las has detectado de forma casual, tus pulsaciones seguramente son, simplemente, las que necesitas.

¿Hay un límite a partir del cual el ejercicio empieza a ser malo para el corazón?

A menudo, los medios de comunicación utilizan frases llamativas para captar nuestra atención, y a veces llegan a decir cosas como que «el deporte no es bueno para la salud». En realidad, estas frases nos sirven de excusa para tranquilizarnos cuando no queremos entrenar, pero no encierran demasiada verdad.

Si prestamos atención a las articulaciones y a la sobrecarga muscular y ósea, es innegable que hay determinados deportes con un alto riesgo de lesión debido a las altas cargas, a los golpes y a los movimientos repetidos. Pero también se habla de arritmias, de problemas en las arterias del corazón e incluso de muerte súbita en relación con el deporte. ¿Es esto cierto? ¿Existe algún límite a partir del cual el ejercicio físico es perjudicial para la salud cardiovascular?

No hay duda de que la práctica regular de ejercicio aporta ventajas frente a una vida sedentaria, ya hemos hablado de ello. Sin embargo, el beneficio no es continuo y mantenido con cualquier volumen de entrenamiento. Se ha demostrado que la actividad física vigorosa disminuye la mortalidad prematura desde pequeñas sesiones diarias de unos diez minutos hasta entrenamientos de cincuenta o sesenta minutos al día, o incluso de cien o ciento diez minutos si la actividad es moderada. Pero, con una actividad superior, está menos claro que haya un beneficio. Esto no significa que entrenar más sea perjudicial, sino que no parece que haya una disminución extra de la mortalidad. Dicho de forma clara, si haces lo mismo que Forrest Gump y te pasas todo el día corriendo, a partir de los ciento diez minutos diarios vas a estar «perdiendo del tiempo», porque, aunque no pierdas salud, tampoco la estarás ganando.

Por otro lado, ciertos indicios apuntan a que quizá el ejercicio que implica un alto volumen de entrenamiento no es tan beneficioso. Algunos estudios realizados en corredores de maratón y en ciclistas de resistencia profesionales han evidenciado que una carga de entrenamiento elevada se asocia a una mayor calcificación de las arterias del corazón y a más riesgo de algunas arritmias. Además, tras la realización de alguna etapa, los deportistas presentaban signos compatibles con insuficiencia cardiaca e incluso elevación de los marcadores de daño cardiaco. Estos cambios eran solo temporales, y al cabo de pocas horas los signos y los marcadores volvían a la normalidad, pero los cardiólogos tenemos pocas dudas al plantear la hipótesis de que esto no parece lo más saludable.

A pesar de todo, los deportistas profesionales tienen una esperanza de vida mucho mayor que la población sedentaria, y además seguimos sin conocer de manera muy exacta la relación entre dosis de ejercicio y beneficio; no sabemos si es infinita o a partir de qué punto el ejercicio empieza a ser perjudicial. También es coherente pensar que este umbral hipotético debería variar en función del sexo, la edad e incluso el riesgo cardiovascular basal.

Merece la pena recalcar que todos los estudios citados se refieren a la práctica deportiva profesional de alto volumen de entrenamiento, y no al ejercicio de alta intensidad. Estos dos términos suelen confundirse, también dentro del colectivo médico. Pero en realidad son cosas muy distintas. Por ejemplo, un corredor de maratón es un deportista de alto volumen de entrenamiento, pero no tiene por qué realizar ejercicio de alta intensidad; y una persona que hace CrossFit cuatro días a la semana ni siquiera se acerca a realizar ejercicio de alto volumen de entrenamiento.

Entonces ¿qué tipo de ejercicio es el mejor para la salud cardiovascular?

Vaya jaleo: que si caminar sí pero no es suficiente, que entrenar la fuerza es fundamental, que si la alta intensidad sí pero el alto volumen no… Entonces ¿qué entrenamiento es el mejor?

Mira, la experiencia me ha enseñado lo siguiente: **el mejor entrenamiento es el que más te gusta. ¿Por qué? Pues porque es el que te hace volver**. Ninguna actividad física te aportará ningún beneficio si no la practicas de manera regular, y solo un entrenamiento que te resulte divertido te hará querer volver y repetir. A mí, personalmente, me gusta mucho el entrenamiento de alta intensidad, porque me exige menos tiempo para magnificar los beneficios que aporta y también porque se suele practicar en centros especializados, donde las clases son grupales, comento la jugada con compañeros y los entrenamientos me parecen tremendamente divertidos. Por supuesto que es solo mi opinión, pero todo esto me parece mucho más entretenido que hacer una hora de bici estática en casa. De todas formas, la gente que cree que no le gusta practicar ningún tipo de ejercicio físico no suele haber probado demasiado. Tienes que explorar, probar, jugar y experimentar muchos tipos de entrenamientos y deportes hasta encontrar el que te hace sentir tan bien que quieres repetir. Esa es la fórmula del éxito.

¿Eso significa que no hay ningún tipo de entrenamiento que sea mejor para el corazón? Por supuesto que lo hay. O, al menos, existen patrones de ejercicio que son los óptimos para tu salud en general, desde la salud mental hasta la cardiovascular, pasando por la metabólica. Y actualmente la evidencia apunta a que **el entrenamiento más cardiosaludable es el que combina el ejercicio aeróbico de moderada o alta intensidad y la fuerza,** el que se realiza la mayoría de los días de la semana (o como mínimo tres pero idealmente cinco, con sesiones de al menos cuarenta y cinco o sesenta minutos) y siempre bajo la premisa de disminuir el tiempo que pasamos sentados o acostados.

> **LA FÓRMULA DEL EJERCICIO MÁS CARDIOSALUDABLE**
>
> 1. Combina entrenamiento aeróbico de moderada o alta intensidad y de fuerza.
> 2. Entrena la mayoría de los días de la semana: como mínimo tres e idealmente cinco con sesiones de cuarenta y cinco a sesenta minutos.
> 3. Mantente activo y limita el tiempo que pasas sentado.

El patrón que me parece ideal consistiría en realizar entrenamiento aeróbico de intensidad moderada al menos tres días a la semana, con sesiones que pueden variar desde los cuarenta y cinco o sesenta minutos si optamos por intensidad moderada, hasta los treinta minutos si optamos por una mayor intensidad, para conseguir dedicar **al menos ciento cincuenta minutos de entrenamiento aeróbico de intensidad moderada a la semana, o setenta y cinco minutos si es de intensidad vigorosa**. Y, además, realizar entrenamiento de **fuerza dos o tres días a la semana**. Parece mucho, pero no lo es. Si no te da tiempo a entrenar tantas veces, incluso se pueden combinar dos tipos de entrenamiento en una sesión y hacer el ejercicio aeróbico y el de fuerza juntos. Así, hay mil opciones, pero te planteo dos buenos ejemplos: cinco días de entrenamiento (dos sesiones de fuerza + dos sesiones de ejercicio aeróbico moderado + una sesión de fuerza combinada con un pequeño HIT) o cuatro días de entrenamiento (una sesión de fuerza + una sesión de ejercicio aeróbico + dos sesiones combinadas). ¿Solo tienes tres días? Combina aeróbico y fuerza cada día; lograrás los objetivos. En realidad, las combinaciones son infinitas y me parece importante que se adecúen a cada persona, así que lo que verás a continuación es un ejemplo de entrenamiento basado en el que yo he seguido a temporadas.

Ejemplo de entrenamiento de cuatro días semanales

LUNES	MARTES	MIÉRCOLES	JUEVES	VIERNES
FUERZA	AERÓBICO	LIBRE	FUERZA + AERÓBICO (sesión más larga)	LIBRE

			SÁBADO	DOMINGO
			FUERZA + HIT O ALTA INTENSIDAD	LIBRE

Ejemplo de entrenamiento de cinco días semanales

LUNES	MARTES	MIÉRCOLES	JUEVES	VIERNES
FUERZA	AERÓBICO	LIBRE	FUERZA	AERÓBICO

			SÁBADO	DOMINGO
			FUERZA + HIT O ALTA INTENSIDAD	LIBRE

Desde luego, una rutina estructurada de esta forma tiene mucho (pero mucho) de bueno para tu salud. El ejercicio aeróbico, bien sea de intensidad moderada o vigorosa, adaptará tu metabolismo y tu función cardiaca para que funcionen mejor, y los entrenamientos de fuerza, si los llevas a cabo siguiendo una programación adecuada, mejorarán tu composición corporal y tu masa muscular para que goces de una salud óptima.

No obstante, esto es solo un ejemplo de cómo sería una práctica de ejercicio físico cardiovascularmente muy beneficiosa. Adáptalo a lo que mejor te venga, pero, si no la realizas de manera regular, las adaptaciones no se producirán. Por eso es tan importante que elijas el entrenamiento que más te guste, ya que solo así maximizarás las ganancias. Recuerda siempre que el mejor entrenamiento es el que te hace volver. La regla principal del ejercicio es que lo disfrutes. Ya sabes.

TERCER PILAR

Sincronízate y descansa

Con la llegada de un nuevo año o de un nuevo curso es habitual marcarse objetivos o propósitos, y a menudo tienen que ver con la salud. Apuntarse al gimnasio, comer mejor y dejar de fumar son algunos de los más comunes, pero hay otros que, a pesar de ser igual de importantes para la salud, no son tan populares. Por ejemplo, sincronizarte con los ciclos naturales y descansar mejor no suele ser uno de estos objetivos.

Para que veas la importancia que tiene para tu salud, te contaré el caso de una paciente, María. A sus veintinueve años, y con una vida típica de su edad, había empezado a notar palpitaciones cada día. Ella estaba tan normal, pero de vez en cuando sentía que el corazón le latía muy rápido y de repente se paraba. Parecía que se le iba a parar del todo. Acudió a su centro de salud para ver qué le pasaba y, después de realizarle un electrocardiograma, encontraron que tenía la frecuencia cardiaca muy alta en reposo, de unos ciento diez latidos por minuto, y por eso la derivaron a mi consulta. Allí le hice una valoración. Era una chica delgada, y advertí que en apariencia no presentaba ningún problema de salud. A pesar de los resultados del electrocardiograma y de tener el colesterol un poco alto, su corazón era normal. Pero no me quedé contento y comencé a indagar para descubrir cuál era su estilo de vida: si hacía ejercicio, qué comía, de qué trabajaba y cómo descansaba.

Descubrí que María estaba muy estresada, y que el principal motivo de ese estrés era su trabajo. Era vigilante de seguridad y trabajaba por turnos, lo cual hacía que durmiera muy mal, muy poco y a horas erráticas, a veces durante el día, y que tuviera que estar despierta durante muchas noches. Creía que en su trabajo ya se movía suficiente, así que tampoco hacía ejercicio. De momento no había ninguna alteración importante en su corazón, pero le advertí que veía en ella ciertos comportamientos que se asociaban a la enfermedad. Estaba seguro de que, si María mejoraba su sincronización y descanso diario, su frecuencia cardiaca también mejoraría.

Planteamos dos cosas: hacer más ejercicio, priorizando la fuerza, y empezar un programa de higiene del sueño. Con lo primero queríamos mejorar su composición corporal y su perfil de colesterol; con lo segundo, disminuir sus niveles de estrés y la activación de su sistema nervioso para mejorar sus palpitaciones. A pesar de que María trabajaba por turnos, conseguimos elaborar un calendario que le permitiera dormir por lo menos siete horas al día, y siguió unas recomendaciones para intentar seguir en lo posible la exposición a luz natural. A las cuatro semanas de su primera consulta, volvimos a mirar sus constantes vitales y comprobamos que su frecuencia cardiaca había bajado de ciento diez a noventa latidos por minuto; no tardó demasiado en llegar a ochenta, y además le desaparecieron las palpitaciones. Todo esto lo consiguió sin tomar ningún fármaco. Este es el poder de sincronizarte y descansar bien, y tú también te puedes beneficiar de ello.

10

CRONOBIOLOGÍA, CRONOCARDIOLOGÍA Y DESADAPTACIÓN

Descubre cómo funciona tu reloj interno, cómo nos hemos desadaptado y por qué es importante para tu salud cardiovascular

Cronobiología: el reloj interno que regula tus ritmos

La vida de nuestro planeta está condicionada por una serie de leyes, y estas leyes son fruto de unas condiciones determinadas. En la Tierra, todo se organiza según unos ciclos que existen debido a que nuestro planeta forma parte del sistema solar y de la Vía Láctea. La rotación y la traslación de la Tierra, así como de su satélite (la Luna), provocan que cada cierto tiempo las condiciones ambientales se repitan. Por eso hay ritmos anuales, estacionales, diarios e incluso más pequeños (llamados ultradianos).

Como decía, la vida se ha desarrollado con estos ritmos y ha conseguido subsistir adaptándose a ellos y aprovechando todo lo que le proporcionan. Así, los seres vivos se sincronizan con estos ciclos y basándose en ellos crecen, se relacionan y se perpetúan, pero también se reparan. Es curioso que, a medida que ha evolucionado la vida, incluso los seres vivos que están muy alejados de la luz —como algunos que viven en cuevas subterráneas aisladas del exterior— tienen ciclos de sueño-vigilia cercanos a las veinticuatro horas del día. La **cronobiología** es la ciencia que estudia estos ciclos y su significado e implicación biológica en todos los seres vivos.

Los humanos, por supuesto, no somos ninguna excepción y estamos programados para vivir de acuerdo con los ciclos temporales que nos marca nuestro planeta. Porque sí, estás delicadamente hecho para vivir adaptado a él. Todos y cada uno de nosotros disponemos de un reloj interno o, mejor dicho, de muchos relojes por todo nuestro cuerpo que, como piezas de un engranaje, se comunican entre sí mediante señales nerviosas, celulares y bioquímicas. Estos relojes están dirigidos por una zona del cerebro llamada núcleo supraquiasmático que se encarga de regular cíclicamente muchos de los procesos hormonales y metabólicos que permiten la vida. Ten paciencia: en nada te desvelo cuáles son estos procesos. Pero antes debes entender cómo funciona tu reloj interno.

¿QUÉ ES EL NÚCLEO SUPRAQUIASMÁTICO?

El núcleo supraquiasmático es una zona del cerebro que ocupa un lugar privilegiado. Mira, el quiasma es el lugar por donde pasa toda la información que tus ojos recogen para que pueda ser procesada y transformada en eso que llamamos visión. Pues bien, el núcleo supraquiasmático está justo encima y detrás del quiasma, en íntimo contacto con él, más o menos en el centro de tu cerebro. Esto permite dos cosas: por un lado, detecta directamente la información luminosa (la luz) que llega a tus ojos; por otro, parten de él y llegan a él multitud de conexiones que lo vinculan al resto de tu cerebro y tu cuerpo. Por eso es el gran regulador de tu cronobiología.

El núcleo supraquiasmático es especialmente sensible a la parte azul del espectro completo de luz, como la del sol. Así, por ejemplo, cuando se hace de día y recibes la luz del sol, el núcleo supraquiasmático se conecta con otros relojes de tu cerebro y tu cuerpo, y les manda información. Es así como tu hipófisis da la orden de producir cortisol (tu principal hormona activadora), que tu corazón aumente la frecuencia cardiaca, que tus arterias generen una mayor presión arterial para asegurar un flujo potente a todos tus órganos o que tu sistema digestivo se prepare para recibir comida en cualquier momento y pueda digerirla de manera óptima.

Se estima que del 5 al 15 por ciento de los genes de cualquier tejido del cuerpo funcionan de forma rítmica, obedeciendo al **reloj circadiano o sistema intrínseco circadiano, que es el nombre que recibe de forma genérica tu reloj interno.** En 1962, el espeleólogo francés Michel Siffre se aisló en una cueva sin reloj. Allí, totalmente aislado del exterior, comprobó que nuestro ciclo de sueño-vigilia nativo es ligeramente superior a las veinticuatro horas que dura el día, y que a medida que transcurrían los días dicho ciclo pasaba a ser de unas veinticinco horas. Estudios posteriores pudieron concretar que, en ausencia de condicionantes externos, el reloj circadiano es de 24,2 horas de media en adultos y de 24,3 horas de media en los adolescentes. Y eso nos enseñó una lección valiosa: **necesitamos las influencias del mundo exterior para ajustar diariamente nuestro reloj interno.**

Son los factores externos los que nos «ponen en hora» cada día. Gracias a eso, mantenemos ciclos de sueño-vigilia de veinticuatro horas y vivimos de acuerdo con nuestro entorno. Esto funciona a la perfección si vivimos en consonancia con los ritmos naturales de nuestro planeta, de nuestro medio natural. El problema (y seguramente ya te estás imaginando lo que te diré) es que a la mayoría de nosotros la vida actual nos empuja a vivir de espaldas a los ciclos de día y noche, e incluso a los ciclos estacionales de la vida. Hemos cambiado el contacto con la vegetación por el contacto con el hormigón. Hemos cambiado la luz natural por la luz artificial, que funciona perfectamente incluso cuando fuera está oscuro. Hemos cambiado el paso del tiempo por los clics y los interruptores. Esta situación desajusta nuestro reloj biológico y, **cuando el reloj biológico está desajustado, también se desajustan ciertos procesos fundamentales que dependen de él**.

Tu reloj intrínseco o sistema intrínseco circadiano se encarga de modular el funcionamiento de tu cuerpo, es decir, la frecuencia con la que realiza determinadas funciones, dado que casi todos los procesos de tu cuerpo funcionan más o menos según la hora del día. Del sistema intrínseco circadiano depende que muchos de tus sistemas fisiológicos se activen más o menos, desde tu temperatura corporal hasta la secreción de melatonina, los niveles de cortisol o incluso tu apetito. La siguiente imagen es un diagrama de veinticuatro horas que muestra el momento de mayor actividad de los procesos bioquímicos y fisiológicos del cuerpo:

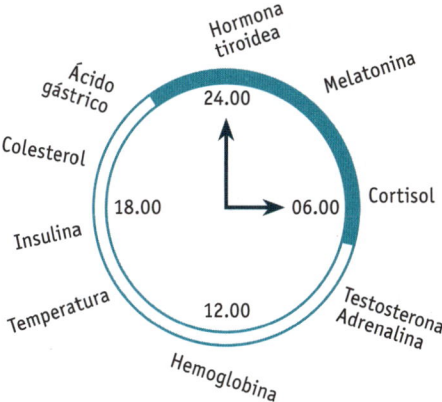

Figura 20: Los procesos biológicos siguen un patrón temporal y circadiano, y la máxima liberación o expresión de muchos de ellos tiene un horario determinado.

Como puedes ver en el gráfico anterior, una de las principales funciones del sistema circadiano es que activa y configura tu ritmo de sueño-vigilia, es decir, te mantiene despierto o despierta mientras lo necesitas, pero, cuando es preciso, te induce a dormir. Así, el sistema circadiano es el responsable de la sensación de sueño que aumenta progresivamente siempre que necesitas descansar para reponer fuerzas.

Debes tener claro que el descanso es una parte inseparable de tu biología. Que dormir no es simplemente una decisión consciente, sino que se rige por factores internos y, cuando duermes, tu sueño a su vez influye en otros factores. Por ejemplo, si te fijas en la siguiente imagen puedes entender cómo el inicio del descanso (tus ganas de dormir) viene determinado por el mínimo nivel de cortisol del día y por la máxima temperatura corporal de cada día, y ocurre tras el inicio de la secreción de melatonina por tu glándula pineal. Del mismo modo, con el descanso, tu temperatura corporal desciende, el cortisol aumenta progresivamente para prepararte para el día siguiente, y tiene lugar el pico y descenso de melatonina. Si no descansas adecuadamente, este sistema se desajusta. Este sistema eres tú, es tu cuerpo: si te desajustas, corres el riesgo de no funcionar bien y de enfermar. Por eso es muy importante que entiendas que **si tienes sueño es porque necesitas descansar, dado que tu cuerpo debe repararse y prepararse para el día siguiente.** Luchar contra tus ganas de dormir es luchar contra tu cuerpo, ir contra ti mismo o contra ti misma.

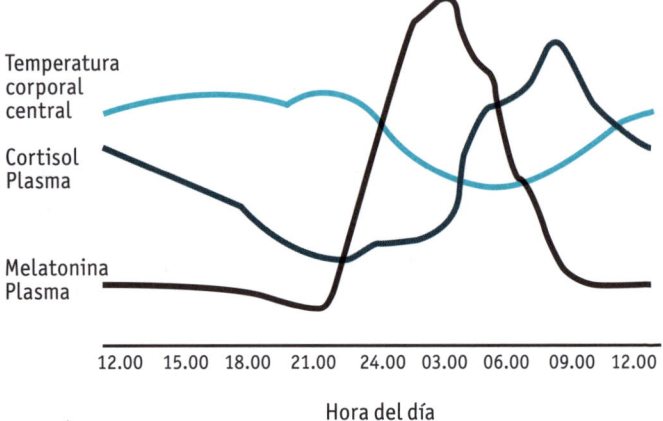

Figura 21: Relación entre temperatura corporal, cortisol y niveles de melatonina en sangre con el sueño.

Cronocardiología: cómo tu reloj interno afecta a tu corazón

El sistema intrínseco circadiano influye —y en cierto modo dirige— la función de muchos órganos y tejidos específicos, entre los que se encuentran el corazón y el sistema cardiovascular. Por este motivo, incluso dentro de la cardiología, cada vez se habla más de la **cronocardiología**.

En cierto sentido, la función de tu corazón y de tus vasos sanguíneos depende del sistema circadiano. Específicamente, sabemos que tu presión arterial, tu frecuencia cardiaca y la potencia del bombeo de tu corazón, el buen funcionamiento de tus arterias y venas, el volumen de sangre que manejas, la liberación de hormonas del estrés o que presentes mayor o menor tendencia a la formación de trombos, entre otros, son, en condiciones normales, potenciados durante la vigilia, tras el despertar, por tu sistema intrínseco circadiano, y su liberación es mínima o nula durante el descanso.

Uno de los factores más influyentes en la salud del sistema cardiovascular es la liberación de cortisol (que tiene su pico máximo en el momento en que te despiertas), con la liberación subsiguiente de catecolaminas y de otras hormonas, como la vasopresina. La liberación de cortisol aumenta el tono de tu sistema nervioso simpático (que quizá recuerdes que es la parte «activadora» de tu sistema nervioso autónomo), lo que provoca que tu sistema cardiovascular se module al alza. Por ello, si te tomas la frecuencia cardiaca o la presión arterial por la mañana, estará más alta que si lo haces durante la noche.

Esto tiene más sentido del que crees. Los ritmos biológicos no son fenómenos casuales, sino la respuesta a una adaptación minuciosa a tu entorno que ha permitido que nuestra especie sobreviva. Los seres humanos somos animales diurnos, estamos activos durante el día, sobre todo por la mañana, momento durante el cual tu cuerpo necesita estar a pleno funcionamiento y alerta para rendir a la perfección. Por este motivo tienes más latidos por minuto durante el día. En cambio, al atardecer y cuando cae la noche, debes relajarte y prepararte para descansar, por lo que no necesitas tanta potencia cardiovascular.

Muchos pacientes acuden a mi consulta preocupados porque su reloj inteligente los ha avisado de que durante la noche presentan una frecuencia cardiaca baja, de cuarenta latidos por minuto o menos. En la inmensa mayoría de las ocasiones, lo que refleja esta frecuencia cardiaca es una buena capacidad cardiorrespiratoria y un buen funcionamiento de su sistema circadiano intrínseco. No suele haber nada de que preocuparse. De hecho, muchos pacientes se inquietan por este motivo y muy pocos por estar desadaptados, algo que, como veremos a continuación, es mucho más preocupante.

Las consecuencias de un reloj interno desajustado

La desincronización entre nuestro reloj circadiano y nuestros hábitos es un motivo de enfermedad cada vez más frecuente. Y las patologías que se derivan de ello se llaman **desórdenes del ritmo sueño-vigilia o desórdenes del ritmo circadiano**. Para entender las consecuencias de estos desórdenes, debes saber algo importante: al principio, los síntomas son tenues o poco severos, pues permiten realizar una vida más o menos normal. Pero, a la larga, acarrean consecuencias más serias.

Entre los síntomas más habituales de estos desórdenes están el insomnio por la noche y la sensación de fatiga y sueño diurnos. Otros síntomas son el cansancio excesivo, la fatiga física y el deterioro del funcionamiento físico, neurocognitivo, emocional y social. También destacan las alteraciones leves de la memoria, la dificultad de concentración y la reducción de la velocidad de procesamiento intelectual. Tener alguno de estos síntomas no implica que sufras un desorden del ritmo circadiano, pero este es una causa frecuente de ello. Otro signo que permite detectar la posibilidad de que sufras uno de estos desórdenes es un patrón de sueño-vigilia alterado o no alineado con el entorno natural, es decir, irte a dormir excesivamente tarde o excesivamente temprano, o tener un horario de sueño cambiante. Cuando digo «excesivamente tarde» me refiero a aproximadamente más de seis horas después de la puesta de sol en invierno, cuando la noche es más larga, y más de tres en verano, cuando la noche es más corta. Excesivamente temprano es necesitar irte a dormir con la puesta de sol en invierno e incluso alguna hora antes de esta en verano.

Las causas de los desórdenes del ritmo sueño-vigilia son diversas. Efectivamente, hay condicionantes genéticos o determinantes que aparecen durante el crecimiento que dan lugar a una tendencia a estar más activos durante el atardecer (esto se llama «fenotipo del búho») o al despertar (el llamado «fenotipo de la alondra»), pero la mayoría de los factores que determinan una desalineación con el ritmo circadiano natural tienen una causa externa o derivada de nuestro comportamiento y nuestro estilo de vida. Veamos los distintos desórdenes del ritmo circadiano que existen.

LOS SEIS DESÓRDENES DEL RITMO CIRCADIANO

Según la Sociedad Americana de la Medicina del Sueño, existen seis desórdenes del ritmo circadiano. Los cuatro primeros se consideran desórdenes intrínsecos, es decir, que se deben a condicionantes personales, ya sean genéticos, comportamentales o del estilo de vida. Los dos últimos se consideran desórdenes extrínsecos, esto es, provocados por causas externas, aunque también derivan de cambios en el estilo de vida.

- **Trastorno de la fase del sueño retrasada.** Es el más frecuente y consiste en que el inicio de la fase de sueño se retrasa al menos dos horas respecto al ciclo día-noche y en que el despertar se puede prolongar hasta varias horas después de que empiece el día.
- **Trastorno de la fase del sueño adelantada.** En este caso, el inicio de la fase del sueño se adelanta respecto del ciclo día-noche, así como el despertar, que sucede bastante antes del amanecer. Suele aparecer con la edad, y parece estar determinado por una tendencia genética (el «fenotipo de la alondra»).
- **Ritmo de sueño-vigilia distinto a veinticuatro horas.** Este desorden implica que hay un fallo del sistema intrínseco circadiano para mantener un ciclo estable de sueño-vigilia de veinticuatro horas. La causa más frecuente es la ceguera, pues depende de la incapacidad de percibir la luz, pero esto no significa que todas las personas invidentes sufran este desorden. Otras situaciones que parecen provocar este trastorno son algunas enfermedades mentales, así como la exposición a la luz intensa constante y la hiperestimulación vespertina y nocturna.
- **Trastorno irregular del ritmo sueño-vigilia.** En este caso, hay una pérdida total de la modulación del sistema intrínseco circadiano sobre el ritmo sueño-vigilia. El sueño no sigue ningún patrón, es irregular en duración y tiempo. Se trata del desorden menos frecuente y se ha relacionado con la demencia avanzada y los trastornos neurodegenerativos.

- **Trastorno del desfase horario o jet lag.** Es un desfase temporal que puede afectar a las personas que viajan y pasan por distintos husos horarios. Se debe a que nuestro sistema intrínseco no es capaz de adaptarse al cambio en el ciclo externo, y depende de la magnitud del desfase horario, de la capacidad de nuestro propio sistema circadiano y de los condicionantes ambientales. En general, las adaptaciones hacia el oeste (en retraso horario) son más fáciles de realizar que las adaptaciones hacia el este (en adelanto horario).
- **Trastorno del trabajo por turnos.** Lo sufren las personas que trabajan en turnos horarios que se van alternando y se produce por una desalineación del ciclo intrínseco del sueño con la posibilidad de descansar. Este síndrome se potencia y agrava cuando las jornadas son continuas, pues el propio ritmo laboral obliga a descansar justamente mientras el ciclo intrínseco obliga a estar alerta.

El problema de la mayoría de las alteraciones es que, aunque en un primer momento solo ocasionan síntomas leves como cansancio, irritabilidad o problemas para descansar, con el tiempo atentan contra nuestra biología. Como ya hemos dicho, en la salud, tan importante es la presencia de un factor de riesgo como el tiempo de exposición a él. Por eso, con el tiempo, si estas alteraciones no se corrigen, pueden derivar en el mal funcionamiento de multitud de órganos y sistemas; no se limitan solo a estos síntomas o alteraciones del sueño.

Al contrario, pueden ser el germen de diversas patologías. Existe una relación clara entre esta **cronodisrupción** (que es lo mismo que alteración del ciclo sueño-vigilia o del patrón circadiano) y enfermedades neurodegenerativas como el alzhéimer. La cronodisrupción también hace más probable que sufras cualquier infección, y esto se explica porque debilita tu sistema inmune. Fíjate en lo que pasa cuando cogemos una infección: nos sentimos extremadamente cansados y necesitamos dormir. Normalmente, los microorganismos que nos infectan no hackean nuestro cerebro para que durmamos. Es nuestro propio cuerpo el que hace que queramos descansar, porque, si queremos vencer esa infección, el descanso es el camino. Además, otras enfermedades de índole autoinmune también se relacionan con las alteraciones del ciclo sueño-vigilia, como la artritis reumatoide. Como parte del tratamiento, y los reumatólogos lo saben bien, es tremendamente importante priorizar el estilo de vida, y una correcta higiene del sueño como parte de este. Pero tu sistema cardiovascular también sufre con la cronodisrupción.

Consecuencias cardiovasculares de un reloj interno desajustado

En realidad, hace mucho tiempo que la comunidad médica sospecha que existe una relación entre la enfermedad cardiovascular y el ritmo sueño-vigilia. Básicamente porque, aunque pueden ocurrir a cualquier hora del día, **los eventos cardiovasculares siguen un ritmo circadiano**. Los que atendemos urgencias lo sabemos muy bien: **el infarto de corazón, algunas arritmias y el ictus ocurren más a menudo por la mañana o tras el despertar**. Además, los eventos cardiovasculares también siguen un ritmo circaseptal, es decir, que se presentan más durante los primeros días de la semana entre las personas que trabajan, y circanual, pues son más frecuentes durante el invierno. Todo esto nos parecía sugerir que entre el corazón y el sistema intrínseco circadiano existía una estrecha relación. Y si lo descuidas, si te desconectas de él, perderás el equilibrio que necesitas. **Si tu sistema intrínseco de sueño-vigilia enferma, tu sistema cardiovascular se desconfigura, y su calidad y su funcionamiento empeoran.**

Al principio, a los problemas de insomnio y fatiga se les suman incómodas palpitaciones o incluso taquicardias. En realidad, estos síntomas no son demasiado importantes. Pero, si persiste la desconexión del reloj interno con el ambiente, la probabilidad de generar determinadas condiciones patológicas y enfermedades aumenta cada vez más, entre ellas hipertensión, obesidad, síndrome metabólico y, en última instancia, enfermedad en las arterias y el corazón: aumenta el riesgo de sufrir un evento cardiovascular.

Hay muchos estudios que lo sugieren. Esto se debe a que, cuando tu ciclo de sueño-vigilia no es adecuado, no descansas bien y los cambios fisiológicos que deberían darse durante el descanso no se llevan a cabo. Tu presión arterial, que normalmente baja durante el sueño, se mantiene elevada más tiempo. Con los años, esto genera cambios en tus arterias, que poco a poco se van engrosando para intentar soportar el aumento mantenido de la presión arterial. Es así como se produce y se perpetúa la hipertensión arterial.

REMODELADO VASCULAR

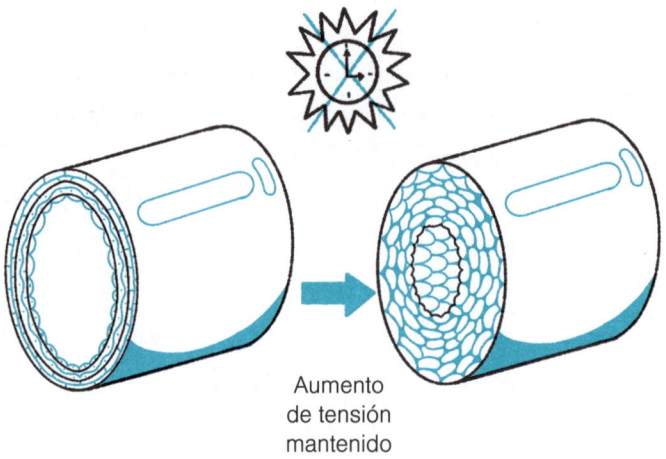

Aumento de tensión mantenido

Figura 22: Remodelado vascular asociado a un aumento de presión arterial mantenido en el tiempo.

También se ha demostrado que dormir poco y mal empeora tu composición corporal, pues dificulta la pérdida de grasa y la ganancia de masa muscular. Existen algunos estudios en humanos que han asociado los trastornos del sueño (tanto en cantidad como en regularidad) con un aumento de parámetros de inflamación crónica de bajo grado, como son la interleuquina 6 (IL-6) y la proteína C reactiva.[42] Y, como ya sabes, cuando la inflamación crónica se prolonga en el tiempo se convierte en la antesala de la enfermedad del corazón.

Un descanso acorde a los ritmos circadianos equilibra tu sistema del hambre y la saciedad. Y esto influye directamente en tu composición corporal y en tu riesgo cardiovascular. Mira, sabemos que si acumulas déficit de sueño aumenta la liberación de la grelina, que es la hormona del hambre, y disminuye la leptina, la hormona de la saciedad. Esto provoca que consumas más calorías, lo cual, unido a la menor actividad física (o de menor intensidad) que realizas debido a una mayor fatiga durante el día, consigue que ganes más grasa y crees menos músculo. El menor autocontrol que conlleva dormir poco (que cuidarte sea una prioridad menor) no ayuda. Pero es que, además, sabemos que la falta de sueño disminuye la producción de testosterona y de la hormona del crecimiento, lo que induce una menor ganancia de masa muscular (si entrenas) o incluso su pérdida (si no hay estímulo, si no entrenas).

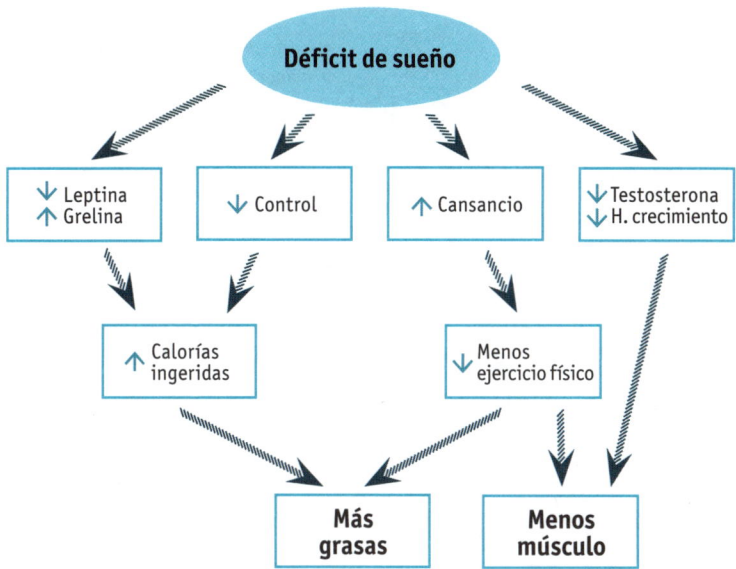

Figura 23: Un descanso insuficiente puede provocar un empeoramiento de la composición corporal.

Un estudio reciente ha demostrado que el índice de masa corporal (IMC) y la circunferencia de la cintura tienen una estrecha relación con el número de horas de sueño: a más horas de sueño, menor son la circunferencia de la cintura y el IMC.[43] Son datos que reafirman la hipótesis de que una buena higiene del sueño desempeña un papel muy relevante en la prevención de la obesidad.

Ahondando un poco más, sabemos, por ejemplo, que, cuando hay problemas de salud como diabetes tipo 2, la cronobiología de los eventos cardiovasculares cambia. Y es que empieza a existir otro pico de incidencia nocturno, como se ve en la siguiente imagen.[44]

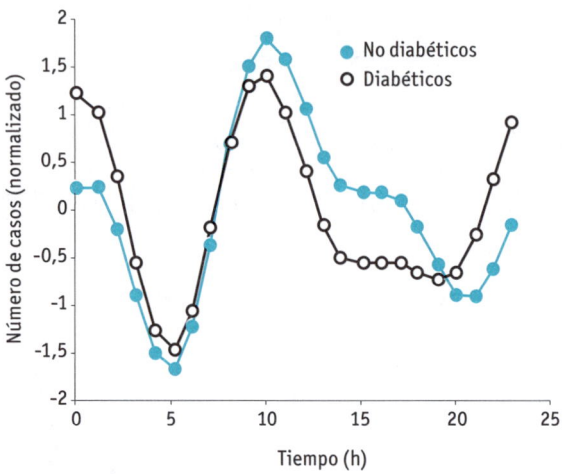

Figura 24: Patrón temporal de eventos cardiovasculares en población general y en diabéticos tipo 2.

Como puedes apreciar, hay dos líneas: la primera corresponde al patrón circadiano del infarto cardiaco entre la población general; la segunda, al mismo patrón en pacientes con diabetes. Y es que en la población general hay un pico de incidencia de eventos cardiovasculares durante la mañana y un descenso vespertino. En cambio, entre la población diabética hay un patrón bimodal, es decir, con dos picos de incidencia, uno matutino y otro nocturno. Esto ocurre porque la diabetes es un desorden metabólico que, además de aumentar el riesgo de infarto, provoca desajustes en tu sistema intrínseco circadiano.

Es posible que, en el caso de la diabetes, la alteración del sistema intrínseco circadiano también retroalimente la disfunción metabólica e incremente la resistencia a la insulina, o que ocurra al revés: que la resistencia a la insulina altere el sistema intrínseco circadiano. Seguramente suceden ambas cosas. En cualquier caso, y teniendo en cuenta toda la evidencia disponible, la conclusión es clara: cuando tu sistema intrínseco de sueño-vigilia se altera, tu sistema cardiovascular sufre.

Hay muchísimos más estudios sobre la relación entre la cronodisrupción y la salud cardiovascular, y no paran de aparecer trabajos nuevos. Ya en 2016 la American Heart Association, una organización muy importante en medicina, posicionó la falta de sueño como un factor de riesgo cardiovascular.

En conclusión, vivir desconectado o desconectada de tu hábitat, sin seguir su ritmo, tiene consecuencias para tu salud, mientras que vivir de acuerdo con los ritmos del planeta y cuidar tu ritmo de sueño-vigilia también es cuidar de tu corazón. Pero ¿qué puedes hacer para cuidarte y respetar los ciclos naturales de sueño-vigilia? Lo veremos a continuación.

11

CÓMO REGULAR TU CICLO DE SUEÑO-VIGILIA

Aprende a utilizar la luz, a dormir bien y a gestionar tu actividad física para vivir en consonancia con tus genes

Ya sabes que tu sistema intrínseco circadiano necesita de la influencia de factores externos para sincronizarse, para regularse y adecuarse a tu ambiente. Si conoces cuáles son estos factores, puedes utilizarlos a tu favor. De hecho, estos factores reciben, de forma genérica, el nombre de *zeitgeber*. Un *zeitgeber* es un sincronizador, es decir, cualquier factor que influye en tu reloj intrínseco y lo mantiene adaptado al entorno, a tu medio. Son varios: la luz, el descanso, la actividad física… **El más potente a la hora de regular tu reloj intrínseco circadiano es la luz.** Por detrás, está el descanso. Otros menos potentes, pero también importantes, son tus hábitos alimentarios, la actividad física y la interacción social. Pero el más importante es la luz. Vamos a conocer un poco más.

La luz
Disponemos ya de bastantes estudios que han comprobado que, en personas sanas, la exposición a luz potente durante la tarde y

las horas previas a la noche retrasa el inicio del sueño. También sabemos que la exposición a la luz solar durante las últimas fases del sueño no solo nos induce a despertarnos, sino que adelanta la hora de inicio del sueño del día siguiente: es decir, provoca que nos despertemos antes y que nos vayamos a dormir antes al día siguiente. Esto tiene todo el sentido del mundo: como la duración de los días y las noches no es igual en verano que en invierno, sino que los días nunca son exactamente iguales y van cambiando a lo largo de los meses, estamos programados para adaptarnos a ello y aprovechar al máximo la luz natural. Por eso también estamos preparados para regular nuestro sueño en función de ella.

Y, como decía hace unas páginas, justo en este punto radica el problema. Durante toda su existencia, el ser humano ha estado despierto con la luz del sol y ha dormido mientras era de noche. Pero hace unos ciento cuarenta años algo cambió: inventamos la bombilla.

De repente, en un parpadeo en la escala de nuestra existencia, acabamos con la oscuridad, y eso fue demasiado rápido para nuestros genes. Ellos no están preparados para la luz artificial, pues necesitan la oscuridad para optimizar el ciclo de sueño-vigilia. Aunque la luz artificial ha abierto un sinfín de posibilidades que han vuelto nuestra vida más fácil, no ha hecho mucho por nuestra salud. O, al menos, no hemos sabido usarla de forma coherente con nuestro cuerpo. **El problema de la luz artificial es doble: por un lado, es bastante distinta en intensidad y calidad a la luz natural y, por otro, se trata de un estímulo luminoso con escasa variabilidad (ya que por la noche sigue habiendo luz). Y el ser humano, para optimizarse, necesita luz natural (solar) en ciclos variables.** Dicho de otro modo, la luz por la noche nos desestabiliza. Veamos por qué.

En condiciones naturales, durante el día, la luz del sol es todo lo que tenemos para iluminar. El sol emite una luz muy brillante y de un espectro muy rico (de todos los colores), de manera que, incluso en días nublados, supera los 10.000 luxes, y en días despejados llega a los 100.000 luxes. En cambio, al caer la tarde, la luz solar cambia y se hace más rojiza, de modo que pierde la parte del espectro azul. Los receptores de nuestra retina, especialmente sensibles al espectro azul de la luz, envían aferencias a nuestro núcleo supraquiasmático informando de que cae el atardecer. Entonces este empieza a detectar que es momento de retirarse, de descansar, y manda ese mensaje a todo tu cuerpo. Así, se reduce la liberación de hormonas del estrés, aumenta el tono de tu sistema nervioso parasimpático, y tu frecuencia cardiaca y tu tensión arterial disminuyen. Tu glándula pineal recibe la orden de empezar a prepararse para liberar melatonina, la gran hormona inductora del sueño. Te preparas para descansar.

Durante la noche, la luminosidad en los días más claros de luna llena es de solo 0,5 luxes, y en noches nubladas es inferior a 0,001 luxes. Esta oscuridad resguarda y mantiene equilibrado tu sistema intrínseco de sueño-vigilia, sensible a la luz. Este es el motivo por el cual, en condiciones naturales, por la noche disminuye y se mantiene baja la liberación de hormonas del estrés, mientras que predomina el tono de tu sistema nervioso parasimpático. Así, tu frecuencia cardiaca y tu tensión arterial son las más bajas que tienes cada día.

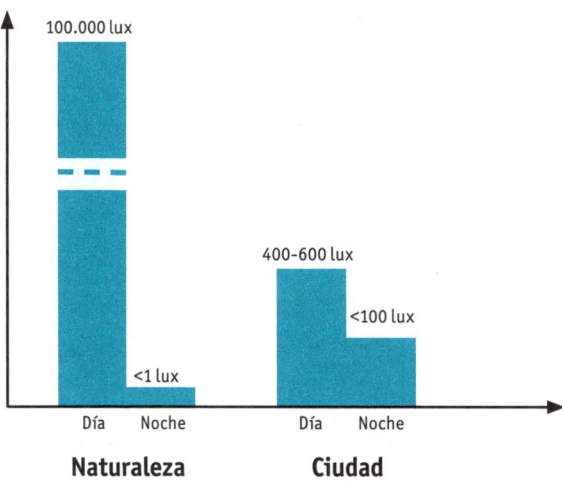

Figura 25: Intensidad de la luz (en luxes) en la naturaleza y en la ciudad promedio.

Este es nuestro patrón de funcionamiento natural en relación con la luz y la oscuridad. Cuando el ser humano descubrió el fuego, este patrón no cambió demasiado, dado que el espectro de luz del fuego se parece más a la luz del atardecer que a la luz diurna, motivo por el cual no causa disrupción en nuestro sistema intrínseco. Sin embargo, la irrupción de la luz artificial en los hogares sí que supuso un gran cambio. Esto se debe a su intensidad, que suele oscilar entre los 400 y los 1.000 luxes, y a que la mayoría presentan un espectro rico, con su parte azul completa. Incluso aunque en algunas ciudades la iluminación nocturna de calles y hogares se halla en torno a los 100 luxes, sigue estando muy lejos de los 0,5 luxes de la iluminación natural durante las noches de luna llena.

Cuanta menos supresión de la melatonina, menos afectan a tu sistema intrínseco circadiano.

Como puedes deducir, tu cuerpo espera y está hecho para recibir y procesar una variabilidad enorme en la cantidad de luz que recibe, y para vivir con ella. Esta variación optimiza tu cuerpo, que precisa de la intensidad de la luz durante el día y de la oscuridad durante la noche. Pero, de repente, con la llegada de la luz artificial, cambiamos las normas. Ahora, en casi todos los hogares, la luz es siempre la misma. Por una cuestión de comodidad, la hemos homogeneizado. Y lo peor es que durante el día es mucho más débil que el sol (cuando necesitaríamos la intensidad solar) y durante la noche es mucho más fuerte que la oscuridad que necesitaríamos. Lo hacemos justo al revés.

Durante los últimos años ha entrado en escena un factor que ha agravado el problema: nos han inundado las pantallas portátiles. Hace apenas quince años, éramos nosotros los que teníamos que desplazarnos hasta las pantallas, pero ahora esto ya no es así. **Los teléfonos móviles, las tabletas y los ordenadores portátiles nos acompañan allá donde vamos. El uso vespertino y nocturno de las pantallas afecta a nuestro sistema intrínseco circadiano, pues, como su espectro de luz es rico, uno de sus efectos es la inhibición parcial de la producción de melatonina, necesaria para iniciar el sueño.** Aun así, la noche es uno de los momentos en los que más usamos estas pantallas; por ejemplo, para ver series de televisión o para revisar nuestras redes sociales.

Algunas investigaciones parecen sugerir que no utilizar pantallas y dispositivos que emiten esta luz azul a la hora de dormir puede evitar la supresión de la liberación de melatonina y ayudar a conciliar el sueño.[45] Por si esto fuera poco, otros estudios han relacionado el empleo de estas pantallas y dispositivos con la posibilidad de desarrollar obesidad. Y es que el uso de pantallas por la noche provoca un retraso en el inicio del sueño y, como ya hemos comentado, un descanso insuficiente aumenta el riesgo de obesidad, de inflamación sistémica, de resistencia a la insulina y, en última instancia, de enfermedad coronaria y algunas arritmias, como la fibrilación auricular.

Aunque este es un campo de investigación que todavía está abierto, no podemos negar que desde el punto de vista fisiológico no tiene ningún sentido usar pantallas durante la noche. Además, como su contenido nos estimula, utilizarlas nos mantiene despiertos. En cierto modo, su uso nocturno atenta contra nuestra biología. Piénsalo un momento: si necesitamos dormir para vivir, ¿por qué hemos de luchar contra ello? ¿De verdad necesitas seguir mirando el móvil cuando tienes sueño? ¿Ver un episodio más de tu serie favorita? ¿Jugar una última partida de videojuego? Tu cuerpo y tu corazón lo tienen claro: no.

El descanso

El descanso es, después de la luz, el segundo *zeitgeber* en importancia del que depende tu adaptación al ciclo circadiano natural. De hecho, descansar es una de las actividades más importantes para la vida. Pasamos un tercio de nuestra vida durmiendo. El sueño es inherente a la vida: todos los organismos descansan, desde los seres unicelulares más simples hasta los animales más complejos. Los organismos simples alternan periodos de mayor actividad con periodos de menor actividad, mientras que algunos de los más complejos pueden incluso alternar el sueño de un hemisferio cerebral con el sueño del otro, como en el caso de los delfines, que son capaces de nadar y dormir a la vez.

Pero ¿qué es exactamente el descanso? A menudo pensamos en el sueño como en una desconexión entre la mente y el cuerpo, o como en la ausencia de actividad consciente. De hecho, durante mucho tiempo el sueño se consideró un estado pasivo. Ahora sabemos que esto no es cierto. **El descanso supone la puesta en marcha de infinidad de procesos neuronales y metabólicos que son básicos para la vida. Mientras duermes, tu cuerpo se restaura y se prepara para afrontar una nueva jornada.** Todas tus funciones fisiológicas, físicas, mentales y bioquímicas precisan del descanso para optimizarse.

Entonces ¿qué caracteriza fisiológicamente al sueño? Médicamente, presenta tres condiciones. Primero, es un estado de inconsciencia. Segundo, supone una disminución del umbral de activación sensorial (de nuestros sentidos). Y, tercero, implica un descenso en el tono y la movilidad consciente de la musculatura esquelética. Además, el sueño no es homogéneo, sino que tiene distintas etapas, y cada una de estas presenta una actividad cerebral concreta y un estado fisiológico característico, que en medicina se pueden estudiar mediante la realización de un electroencefalograma y la observación de los movimientos oculares y el tono muscular. Si tienes un sueño sano, pasarás por todas las fases del descanso unas cuatro o cinco veces cada noche. De hecho, todas estas etapas son necesarias.

A grandes rasgos, las etapas del sueño se pueden agrupar en dos: una de descanso profundo (que supone entre el 75 y el 80 por ciento del total del sueño) y una de descanso ligero (el 20-25 por ciento restante). La etapa profunda se conoce como «sueño no REM» porque no hay movimientos rápidos de los ojos (en inglés, *rapid eye movement* o REM). Durante el sueño no REM se produce la restauración y la reparación de los tejidos y órganos. Este sueño profundo se divide en tres fases con distintos niveles de profundidad en las que, entre otras cuestiones, se reducen tu tono muscular, tu temperatura y tu frecuencia cardiaca y respiratoria, y que son fundamentales para potenciar tu sistema inmunológico y restaurar tus órganos y tus tejidos. Es curioso que en esta fase de sueño profundo el metabolismo energético del corazón cambie, y sabemos que es capaz de nutrirse más intensamente desde las reservas de grasa. Por otro lado, la secreción de hormona del crecimiento y de las hormonas sexuales se dan en esta etapa. Y es que el sueño es fundamental para optimizar todas las esferas de tu salud.

Por otra parte, está la fase de sueño ligero, llamada fase REM o de movimientos oculares rápidos. Esta es la fase en la que tienen lugar los sueños, al menos los que somos capaces de recordar. Durante la fase REM, si hiciéramos un encefalograma, la actividad cerebral se parecería a la de una persona que estuviera despierta. Fisiológicamente, durante esta fase disminuye el tono de la mayor parte de nuestros músculos, exceptuando el diafragma y los ojos. En cambio, la presión arterial, la frecuencia cardiaca y la respiración aumentan ligeramente respecto de las fases de sueño más profundas. Además, parece ser que la fase REM es fundamental en la consolidación de la memoria: tu cerebro filtra y selecciona los datos importantes para almacenarlos, y desecha los datos innecesarios. Tu sistema nervioso central se limpia y se depura, por ejemplo, reciclando una proteína llamada ß-amiloide, que desarrolla algunas funciones importantes pero cuya acumulación descontrolada es característica de la enfermedad de Alzheimer. Fíjate qué importante es el sueño para la prevención de esta enfermedad. Como curiosidad, la fase REM ocupa la mayor parte del sueño de los recién nacidos, y se va acortando a medida que envejecemos.

Pues bien, las dos etapas de las que hemos hablado (no REM y REM) se alternan progresiva y cíclicamente durante la noche, y se agrupan en patrones cíclicos que duran entre setenta y ciento veinte minutos. Durante el sueño, el núcleo supraquiasmático actúa como un director de orquesta, puesto que de él parten las redes neuronales implicadas directamente en cada fase.

Como ves, el sueño no es un simple estado de desconexión, sino un estado fisiológico complejo y muy activo. Durante el sueño se ponen en marcha múltiples estructuras nerviosas que le dicen a todo tu cuerpo —a tu metabolismo, órganos y tejidos— cómo debe restaurarse, repararse y prepararse para el día siguiente. No lo menosprecies.

De hecho, hoy sabemos que no solo importa cómo te preparas para descansar y tus condiciones durante el descanso, sino lo que haces antes y después de descansar, y también durante el resto del día. Tu estilo de vida y determinados comportamientos o acciones de tu día a día influyen en tu descanso. Y, claro, tu comportamiento es adquirido, y puede modularse. Por eso es importante que construyas tu propio ritual de sueño, ya que sabemos que ayuda a dormir mejor. En mi caso, desde hace algún tiempo me he acostumbrado a meditar antes de dormir. Al final del día, cierro las redes sociales o pauso la serie que estoy disfrutando, y luego me suelo dar una ducha. Tras ello, dedico unos minutos a bajar aún más la intensidad de la luz de mi cuarto (tengo una lamparita de sal con luz muy tenue y cálida), dejo que la oscuridad y el silencio hagan su trabajo y medito unos quince minutos antes de meterme en la cama. Este es mi ritual de sueño, pero tú puedes hacerte el tuyo a tu medida.

Muchos estudios demuestran que cuidar tu descanso es tan importante como mantener una correcta alimentación y llevar una vida activa. Descansar adecuadamente mejora tu calidad de vida, tu rendimiento cognitivo y tus habilidades sociales y manuales, de forma que tu día irá mejor si has descansado. Es curioso ver cómo muchísima gente busca sin parar e intenta descubrir si existe algún suplemento, aditivo o condimento que mejore su ánimo, su rendimiento en el trabajo o su capacidad física... cuando sabemos **que aumentar las horas de descanso de seis a ocho mejora el rendimiento cognitivo y físico más que cualquier suplemento que se haya estudiado**. Esto se ha demostrado en estudiantes, tenistas y jugadores de baloncesto, entre otros grupos de población.

Por este motivo, al descanso se le ha llamado **el entrenamiento invisible**. A menudo pensamos que para llegar más lejos es necesario hacer más. Esto puede ser válido para muchos aspectos de la vida, pero, en el caso de la salud, casi siempre hay límites (como también vimos en el caso del ejercicio). Nuestras sociedades occidentales están basadas en la productividad, y por eso culturalmente la mayoría de las personas tenemos muy integrado que, si queremos progresar o mejorar, debemos hacer más. Y nos parece que dormir nos impide hacer cosas. Pero nada más lejos de la realidad: al descansar, nos recuperamos y nos preparamos para funcionar mucho mejor. Si descansas, te regalarás salud y vida.

El descanso es un pilar de tu salud; la evidencia sobre esto es muy clara. Un descanso inadecuado o insuficiente es un determinante de mala salud global, ya que se ha relacionado con una mayor probabilidad de infecciones de todo tipo (de la misma forma que el descanso potencia tu sistema inmune, no dormir te inmunodeprime, es decir, hace que tus defensas bajen), accidentes, lesiones, trastornos psiquiátricos, obesidad, hipertensión, síndrome metabólico, diabetes e incluso enfermedad cardiovascular.

Pero ¿hasta qué punto es importante descansar bien? Algunos estudios interesantes concluyen que, a partir de la edad adulta, las personas que reportan dormir menos de seis horas al día presentan, a los dieciocho años, un riesgo un 12 por ciento mayor de sufrir obesidad, un 6 por ciento mayor de sufrir diabetes, un 8 por ciento mayor de hipertensión y un 9 por ciento mayor de síndrome metabólico.[46] Otros trabajos han objetivado que dormir menos de seis horas al día se relaciona con la presencia de placas de ateroma de manera independiente e incluso con un 20 por ciento más de riesgo de infarto cardiaco a siete años de seguimiento.[47]

Posiblemente, la explicación de este fenómeno radica en que un descanso insuficiente genera un estado proinflamatorio mayor. Y es que la privación del descanso, incluso de una sola jornada y de magnitud leve (vamos, dormir poco solo un día), ya genera un aumento del nivel de marcadores de inflamación, como la proteína C reactiva. Entonces, imagínate lo que le supone a tu cuerpo la privación crónica de sueño. Esto también podría explicar parcialmente la inmunosupresión que claramente provoca un déficit de descanso. Otros trabajos han relacionado la privación de descanso con trastornos arrítmicos, enfermedad renal e incluso con la mortalidad por cualquier causa.

Pero no solo se trata de cantidad. También tenemos evidencia de que cuidar la calidad y regularidad de tu descanso resulta beneficioso para tu salud cardiovascular. Malas noticias para las personas que trabajan por turnos o hacen guardias (entre las cuales me incluyo). Varios estudios han demostrado que trabajar una sola jornada laboral en turno nocturno cambia y desregula el perfil circadiano de presión arterial y frecuencia cardiaca. Pero, si sueles trabajar por la noche, tu cuerpo se adapta a la situación y cambia tu perfil circadiano para que no te duermas en el trabajo. Y, claro, esta adaptación es adecuada... pero no es la situación más adecuada. Sabemos que las personas que presentan una peor calidad y regularidad del sueño (es decir, un ritmo de sueño-vigilia absolutamente irregular) presentan un mayor riesgo de enfermedad cardiovascular con el tiempo. En concreto, en un interesante estudio, las personas que trasnochaban ocasionalmente durante la semana, o que se iban a dormir en horarios muy diversos en la misma semana, así como aquellas cuya duración de su descanso era muy distinta de un día a otro, tenían el doble de riesgo de presentar un evento cardiovascular al cabo de casi cinco años de seguimiento.[48]

¿QUÉ RELACIÓN MOLECULAR HAY ENTRE LA COHERENCIA CIRCADIANA Y LA ENFERMEDAD CARDIOVASCULAR?

Las hipótesis que explican la relación entre mantener un buen ciclo sueño-vigilia y sufrir enfermedad cardiovascular son diversas, y no se conocen del todo. Una de las más estudiadas hace referencia a una molécula, la Rev-erbα/β, que se ha podido manipular genéticamente en animales de laboratorio. Esta molécula es un componente muy importante del sistema intrínseco circadiano de los humanos, pues modula distintos procesos metabólicos globales, pero también cardiacos. Por ejemplo, mejora el metabolismo energético (la quema de combustible) de las células musculares cardiacas. La Rev-erbα/β se expresa durante la fase de sueño, de modo que, si el sueño es escaso o irregular, su expresión queda afectada, y esto tiene una repercusión negativa en sus órganos diana, uno de los cuales es el corazón.[49]

> Así, el corazón se vuelve energéticamente insuficiente, y se ha comprobado que, debido a ello, en animales de laboratorio la ausencia de función de esta molécula conduce a insuficiencia cardiaca rápidamente, algo que podría explicar al menos de manera parcial la relación entre alteraciones del ciclo sueño-vigilia y la enfermedad cardiaca en humanos.

Pero **¿cuántas horas debes dormir para tener una buena higiene del sueño?** Esta pregunta es difícil de responder, dado que no parece existir una misma cantidad de tiempo para todo el mundo. Las horas necesarias de sueño son variables y parecen estar determinadas por varios factores: primero, genéticamente; segundo, por la edad; y, tercero, por factores biológicos (como lesiones, enfermedades o un embarazo), conductuales y ambientales. No obstante, sí que hay unos límites que no es recomendable sobrepasar.

La respuesta, hasta donde sabemos hoy día, sería que hay que dormir entre seis y diez horas, pero podemos concretar más. Cuando estudiamos con polisomnografía (una prueba que permite el estudio del sueño) a las personas, las fases del sueño tienen una proporción y duración óptima si este oscila entre siete y nueve horas. Incluso organizaciones como la Asociación Americana de Medicina del Sueño estiman que, **para un adulto sano, el tiempo óptimo estaría entre las 7,9 y las 8,2 horas**. No obstante, advierten que la sensación de sueño reparador es un buen indicador de que el descanso es bueno. Aun así, esta sensación no asegura nada, dado que hay personas que dicen: «Yo duermo cinco horas y estoy perfecto», pero luego cuando las estudiamos vemos que, cuando duermen más horas, mejoran su salud. Resumiendo: que una persona sienta que ha dormido bien tiene importancia y es un buen indicador. Pero, a la vez, no asegura que su sueño sea bueno.

> **DORMIR ENTRE SEIS Y DIEZ HORAS**
>
> Desde el punto de vista de la salud, no es sano dormir poco. Pero ¿qué pasa si duermes mucho? Porque hay evidencia de una mayor mortalidad entre las personas que duermen menos de seis horas... En cambio, los estudios que se han realizado para comprobar si dormir mucho es saludable arrojan conclusiones distintas. Poniéndolas en conjunto, parece que dormir más de nueve horas no supone riesgos para la salud, pero tampoco beneficios. También se ha asociado dormir más de diez horas al día con una mayor mortalidad, pero esto está en entredicho. Solo hay evidencia férrea de mayor mortalidad en las personas que duermen menos de seis horas.

Sin embargo, **hay algunos factores que modifican las necesidades de sueño**; por ejemplo, los siguientes:

- **Ciclo menstrual.** Durante la ovulación y la fase premenstrual (inmediatamente posterior) aumenta de manera ligera la necesidad de descanso.
- **Embarazo.** En el primer y el segundo trimestre de gestación aumenta la necesidad de descanso.
- **Actividad física durante la vigilia.** La cantidad de actividad física que realizas durante el día determina tu necesidad de

descanso. De hecho, sabemos que hacer ejercicio durante el día te ayuda a dormir mejor durante la noche, ya que uno de los beneficios de tener una vida activa es que mejora la capacidad de restauración de tu cuerpo.
- **Consumo de estimulantes.** Los estimulantes como el café y el té disminuyen la necesidad de descanso y potencian la vigilia. Te pueden ayudar a rendir mejor durante el día, pero, si los consumes durante la tarde o la noche, pueden retrasar tu descanso o hacerlo menos completo.
- **Envejecimiento.** La edad prácticamente no repercute en las horas de sueño que precisamos, pero sí en la calidad. A medida que envejeces, tu sueño se va haciendo más ligero y las fases profundas, más cortas.
- **Privación del sueño anterior.** Está demostrado que dormir poco o mal un día genera una mayor necesidad de descanso al día siguiente. Por eso, es común pensar que se puede «recuperar» el sueño al día siguiente, o que durante el fin de semana podemos recuperar las horas de sueño perdidas durante la semana. Sin embargo, aunque se ha demostrado que las siestas o dormir más horas un día son hábitos parcialmente reparadores, no compensan la llamada privación crónica de sueño, que, como hemos visto arriba, es un grave problema de salud.

¿ES LA SIESTA BENEFICIOSA?

Tan defendida como denostada, lo cierto es que hay poca gente que no disfruta con (o a la que no le gustaría disfrutar de) una buena siesta diaria. Pero ¿qué le parece la siesta a tu salud? Pues resulta que la ciencia todavía no lo tiene claro.

Hay algunos estudios que por lo visto otorgan un papel protector a la costumbre de dormir la siesta entre uno y cinco días a la semana, así como otros que han encontrado un mayor perfil de riesgo cardiovascular (de hipertensión y de enfermedad del corazón) en las personas que duermen la siesta a diario. Esto último se podría deber a que, si bien la siesta puede ayudarnos si no hemos dormido suficiente por la noche, también es posible que las personas que más duermen la siesta sean precisamente aquellas a las que el cuerpo se lo pide porque han descuidado su sueño nocturno o aquellas personas sedentarias que se mueven poco y pasan las tardes en el sofá o en la cama.

No obstante, la mayoría de los estudios están de acuerdo en que una siesta puede ayudar a paliar los síntomas derivados de un mal descanso nocturno, puesto que mejora la sensación de sueño, el malestar general, la cefalea y el rendimiento cognitivo. Pero parece ser que estos beneficios son menores si se descansa bien por la noche.

En conclusión, parece sensato admitir dos cosas. La primera es que **la mejor hora para dormir es por la noche**, y la segunda, que **no parece ser perjudicial dormir de vez en cuando una pequeña siesta; si dura unos veinte o treinta minutos ya reportará suficientes beneficios**. Este tiempo, sin embargo, podría ser mayor si no hemos dormido bien la noche anterior, y en este caso los beneficios se notarían con siestas de entre sesenta y noventa minutos.

Entonces ¿qué debes hacer para dormir de manera óptima? Pues **hay unas cuantas medidas muy sencillas que te pueden ayudar mucho a lograr un descanso adecuado**:

- **Exponte al sol lo antes posible por la mañana.** Como sabes, tu núcleo supraquiasmático detecta la luz intensa (sobre todo la solar), lo cual también sincroniza tu horario de descanso con el planeta.
- **Evita las luces azules por la noche** al menos una hora antes de irte a dormir, y duerme sin luz.
- **Evita las pantallas durante una hora antes de acostarte**, como se deduce del anterior consejo.
- **Intenta no entrenar demasiado tarde.** El ejercicio físico tardío retrasa la liberación de melatonina y, si lo haces de forma regular, te desincroniza.
- **Mantente activo.** No te acuestes durante el día si no vas a dormir.
- **Duerme en una habitación fresca.** La temperatura ideal para descansar es de 20 o 21 °C.
- **No cenes ni mucho ni demasiado tarde.** Por la noche, tu sistema digestivo no funciona a máximo rendimiento. Esto se debe a que, mientras descansas, la elevación de melatonina reduce la función de diversos órganos, lo cual provoca que, durante la noche, una digestión pesada sea mucho más pesada. Recuerda siempre que tu sistema digestivo también tiene que descansar.
- **Las infusiones ayudan.** Si te gustan, tómate una antes de irte a dormir. Si lo haces a menudo, puede ayudarte a construir tu ritual de sueño, que, como hemos dicho, es muy bueno para la salud.

- **Si tienes problemas para conciliar el sueño o para descansar bien, prueba a tomar suplementos de melatonina.** Como hemos comentado, el señalizador principal del inicio del sueño es la melatonina, una hormona producida por la glándula pineal que tiene otras funciones, como regular el sistema inmune y actuar como antioxidante. La producción endógena de melatonina se ve influida por factores como el estrés y otros que hemos comentado, como la exposición a luz vespertina y nocturna, la actividad física y la edad. Es curioso, pero a partir de los cuarenta años la producción de melatonina disminuye y es nula o inexistente en ancianos. Tomar melatonina como suplemento puede ayudar. No es un hipnótico (fármaco inductor del sueño), pero sí contribuye a sincronizar nuestro reloj biológico con los ciclos de sueño-vigilia naturales. Sabemos que hasta medio plazo es un suplemento seguro y, bien prescrito, ventajoso. Con lo de «bien prescrito» me refiero principalmente a acompañado de una adecuada higiene del sueño. Habitualmente, la dosis suele ir de 0,5 a 3 miligramos, y se puede tomar en forma de melatonina de liberación prolongada.

Como ves, el descanso es fundamental. Si lo recuerdas, en la parte del libro dedicada al ejercicio te dije que, para que tu entrenamiento fuera eficaz y te ayudara a conseguir o mantener una buena composición corporal, era importante que generases fatiga durante la sesión, porque así tu cuerpo entendería que debía adaptarse, y como consecuencia el músculo permanecería sano, ya fuera manteniéndose o creciendo. Pero tu esfuerzo será en vano si no dejas que tu cuerpo se reparare y ejerza esa supercompensación que te permitirá progresar y mejorar tu cantidad y calidad muscular. Para eso, es fundamental que descanses. Tu cuerpo necesita descansar para mejorar. Tu salud necesita el descanso.

La actividad física

El tercer *zeitgeber* más importante para la regulación y optimización de tu reloj biológico es la actividad física diurna. Si mantenerte activo durante el día es fundamental para tu cuerpo es en parte porque potencia la salud de tu reloj biológico.

Para empezar, como ya sabes, el sistema nervioso autónomo tiene dos componentes: el simpático y el parasimpático. Dos de las hormonas más importantes de este sistema son la adrenalina y la noradrenalina. Su secreción y su liberación tienen una gran capacidad de regular tu sistema intrínseco circadiano. De hecho, la adrenalina tiene su pico máximo entre las diez y las doce de la mañana, y su mínimo está entre las tres y las seis de la madrugada. En el caso de la noradrenalina, el pico es el mismo, y el mínimo ocurre hacia la una de la madrugada. Pues bien, los estudios parecen sugerir que en sujetos encamados el pico tiende a desaparecer, y que el principal factor responsable para la liberación de adrenalina y noradrenalina es el inicio de la actividad física, e incluso la postura: adoptar la bipedestación.

Lo mismo ocurre con indicadores como la presión arterial. Los niveles de presión arterial normal siguen un patrón circadiano, con valores más altos durante el día y valores más bajos durante la noche. Algunos estudios han destacado que, si se obliga a permanecer encamados a sujetos sanos, la presión arterial tiende a homogeneizarse, a variar poco. Si esto se une al sedentarismo, genera hipertensión arterial. Por este motivo, es mala idea permanecer acostado durante el día, más allá de los momentos en los que quieras descansar de verdad o echar una siesta. **Pasar demasiado tiempo en el sofá es malo, pero hacerlo acostado es mucho peor. Limítate a acostarte cuando quieras dormir.**

Por eso es tan importante que cuides tu rutina diaria: que te mantengas activo o activa, que vivas en contacto con la luz natural del exterior y que respetes tu descanso. Cuando hablamos de salud, nos centramos mucho en la alimentación y el ejercicio físico, y eso está muy bien, pero en buena medida lo que tu alimentación y tu entrenamiento te pueden aportar depende de lo activo que seas el resto del día.

Si debes recordar una sola cosa sobre este apartado, me gustaría que fuera la siguiente: **la salud de tu sistema cardiovascular depende en buena medida de que vivas en consonancia con los ritmos biológicos de tu entorno.** Si vives en contra del planeta, te desordenas, y esto no solo puede provocar insomnio o alteraciones del ciclo sueño-vigilia, sino que a la larga te hace más propenso a sufrir enfermedad del corazón. No lo olvides: cuidando tu descanso, cuidas de tu corazón.

Pero hay otros factores tan importantes como este para tu salud, entre ellos tu conexión con la naturaleza y con los tuyos. En la última parte de este libro, descubrirás por qué tu corazón necesita que te sientas conectado y lo perjudicial que puede ser vivir con estrés crónico.

CUARTO PILAR

Conecta

Cuando la conocí, Adelaida era la típica mujer todoterreno. A sus cuarenta y cinco años, tenía un puesto muy importante en una empresa multinacional de comunicación que la obligaba a viajar muy a menudo. Además, era madre de tres criaturas y se tomaba muy en serio la crianza. Vamos, que, entre la maternidad y su trabajo, no paraba. Y, por si fuera poco, era fumadora. En esas andaba cuando un día, mientras estaba haciendo la compra, se mareó y le dio un síncope. Aquel día, Adelaida cayó redonda al suelo de un pasillo del supermercado. Había tenido una arritmia mortal.

Afortunadamente la ambulancia llegó rapidísimo y el equipo médico fue capaz de reanimarla. En el hospital, vimos que tenía una arteria cerrada y le pusimos un stent. El diagnóstico era de disección espontánea de una arteria coronaria, un cuadro que típicamente se presenta en mujeres de mediana edad con mucho estrés. Consiste en que la pared interna de una arteria coronaria disfunciona y se rompe, lo que provoca un infarto en toda regla.

Cuando nos pusimos a trabajar con Adelaida para que se recuperara, nos dimos cuenta de que, dentro de su estilo de vida poco saludable, lo que más la afectaba era la carga de estrés brutal que soportaban sus hombros. Ella tenía que controlarlo y dirigirlo todo, desde un equipo de más de quince personas en su trabajo hasta el mantenimiento de la casa y la supervisión de los deberes de sus peques.

Adelaida dejó de fumar, empezó a hacer ejercicio aeróbico y de fuerza, y comenzó a comer mejor, pero sobre todo empezó a relati-

vizar, porque se dio cuenta de que en la vida lo más importante no era el trabajo, sino ella misma y su familia. Conservó el puesto en su empresa, pero contrataron a alguien para que la ayudara en sus funciones. No sé si sigue haciendo también los deberes de sus hijos, pero sí sé que se toma los problemas del trabajo de otra manera y está mucho más tranquila. Cuando la veo en las revisiones, Adelaida transmite una serenidad que no transmitía el primer día que vino a mi consulta, hace unos siete años. Desde entonces no ha tenido ninguna recaída y se encuentra muy bien.

Hay otro caso, el de David, que, a pesar de las aparentes diferencias, tiene mucho en común con el de Adelaida. Cuando llegó a nuestro centro, David estaba muy mal. Tenía unos setenta años, pero aparentaba ser mucho mayor. Su historial de enfermedad cardiovascular era largo, con varios infartos e ictus. Su familia estaba muy pendiente de él, estaba muy bien cuidado, pero David sorprendía porque, a pesar de recibir tanto cariño, era una persona muy huraña y arisca; parecía que tenía pocas ganas de vivir. Aunque su familia se preocupaba mucho por él, no tenía amigos. Iba en silla de ruedas porque debido al ictus no podía mover la mitad izquierda del cuerpo y tenía una úlcera en el pie izquierdo por su diabetes. Su familia lo llevó a mi centro de rehabilitación cardiaca porque había oído que allí hacíamos algo distinto. Aquel día, su hija nos dijo: «Os traigo a mi padre, a ver si le podéis ayudar a que haga ejercicio». Nosotros le explicamos que allí hacíamos algo más que eso, pero que sí, que nos comprometíamos a intentarlo, aunque David nos supusiera todo un reto.

Comenzamos a entrenar con David y, claro, lo juntamos con otros cuantos compañeros, porque en el centro entrenamos en grupos pequeños de tres o cuatro personas. Como David iba en silla de ruedas, hacía ejercicio de hemicuerpo superior y tratamos de que *paulatinamente pudiera ir apoyando un poco los pies. Y entonces empezaron a pasar cosas maravillosas. La primera fue que David, que desde el ictus «no se podía mover», empezó a hacer sentadillas con las dos piernas, a subir y bajar de los cajones, y a llevar pesas con las dos manos y las dos piernas. ¡Casi saltaba! Nos dimos cuenta de que a él lo que lo había inmovilizado no era solo el ictus, sino también la creencia de que era una persona enferma, que no podía moverse, y eso había generado mucha más atrofia y limitación que el propio infarto cerebral.*

Y la segunda cosa maravillosa que ocurrió fue que David, que solía ser una persona huraña, desconfiada y siempre malhumorada, comenzó a compartir su día a día, sus risas y algún que otro sufrimiento con sus compañeros de entreno, y así sus nuevos amigos lo animaban a cada paso que daba. Las directrices que le enseñamos en cuanto a alimentación y ejercicio le cambiaron la vida, sí, pero esta principalmente le cambió porque hizo amigos.

Por eso David y Adelaida son ejemplos perfectos de que la salud mejora cuando empiezas a entender que la vida tiene mucho más de amor y compañía que de frustración y trabajo, que el cuerpo se equilibra cuando te sientes parte de un grupo que te quiere con él y con quien tú también quieres estar.

12

TU CONEXIÓN CON TODO

La reacción de tu cuerpo a los problemas y los peligros es una adaptación

Creas en lo que creas, tanto si profesas alguna fe como si no, seguro que tienes claro que formas parte de este mundo. Y, en esta vida física, eres un ser vivo. El más avanzado, el más completo, la cúspide de la evolución hasta donde conocemos. Tal es nuestro nivel que no solo hemos sido capaces de descifrar lo que nos rodea, sino también los confines del espacio, y hemos empezado a viajar por nuestro sistema solar. Somos, hasta donde sabemos, la única especie viva que cuestiona su existencia, la única incluso que hackea el sistema: fármacos, cirugías, fecundación in vitro, preservativos.

Pero lo cierto es que, al dominar nuestro planeta, lo hemos transformado. En muy poco tiempo, hemos pasado de relacionarnos en un ambiente natural a hacerlo en un ambiente artificial. Es dramático. Tan solo el 4 por ciento de los mamíferos del planeta y el 30 por ciento de las aves son animales libres, es decir, que no viven en cautividad. La Tierra, hoy, es un criadero destinado al consumo humano. Hemos cambiado los bosques y selvas por granjas; cazar y recolectar por abrir el frigorífico; las conversaciones cara a cara por textos en una pantalla.

Todos estos avances nos han facilitado la vida, pero también han acarreado problemas. Y es que la existencia moderna rebosa de estímulos y preocupaciones que nuestro cerebro y nuestra salud no pueden procesar adecuadamente. Y tienes que saber una cosa: **como ser vivo, eres una máquina de identificar problemas y buscar soluciones.** No lo puedes evitar, es tu esencia. Eso nos ha permitido progresar como especie. Gracias a ello estás aquí hoy. En tu cerebro hay una zona que llamamos corteza prefrontal. Esta área, muy desarrollada en los humanos, nos permite, entre otras cosas, analizar situaciones y aspectos del pasado y proyectarlos hacia el futuro, para tomar decisiones que creamos que nos convienen en el presente o futuro.

Lo que ocurre es que, en contra de lo que pueda parecer en un primer momento, en un ambiente natural, salvaje, nuestros problemas a largo plazo eran poco frecuentes. Cuidábamos de nosotros y de nuestro grupo, y nuestras preocupaciones diarias eran bastante inmediatas: procurarnos comida y agua —cosa que nos llevaba algunas horas—, para luego ocuparnos en ponernos a salvo el resto del tiempo y disfrutar de la compañía de los nuestros.

Eso sí, la vida estaba repleta de peligros, de problemas agudos y rápidos con los que lidiar, desde infecciones de microorganismos hasta animales salvajes que acechaban o accidentes que nos obligaban a actuar rápido. Pero el resto del tiempo nuestra corteza prefrontal no tenía mucho que hacer. No podía evitar que lloviera, cambiar las estaciones ni impedir el ataque de algún animal salvaje u otro grupo de humanos. Si una de estas cosas ocurría, sabíamos cómo actuar en caso de que fuese preciso. Pero no podíamos hacer mucho por mantener lejos esos peligros.

Hemos convivido con este tipo de problemas desde siempre, y con ellos hemos evolucionado. Y (vaya, sorpresa) tus genes, tu corazón y tu cerebro están perfectamente preparados para lidiar con ellos, para activar todos los mecanismos necesarios y superar los inconvenientes que te suscitan sin que suponga ningún menoscabo para tu cuerpo y tu salud. Y, por cierto, a este mecanismo mediante el cual nos ponemos en marcha para solucionar problemas, hoy día lo llamamos estrés.

13

EL ESTRÉS

Por qué sentimos estrés, cómo reacciona nuestro cuerpo a él y cómo afecta a nuestro corazón

¿Qué es el estrés?

El estrés es una respuesta fisiológica que produce adaptaciones y cambios en tu organismo para superar una situación que se percibe como una amenaza o un desafío. Gracias al estrés podemos prepararnos para afrontar una situación peligrosa, como puede ser el ataque de un animal, una tormenta en plena noche o tener que llevar a un familiar al hospital. Así, el estrés no es perjudicial, más bien al contrario: supone una respuesta biológica para poner en marcha mecanismos que nos permitan sobrevivir, y esto es absolutamente necesario para la vida.

El quid del asunto es que hoy día nuestros estresores ya no son tan agudos, o, dicho de otro modo, no es común que tengamos que luchar por nuestra vida a menudo. Ahora, en nuestro mundo hiperestimulante e hiperconectado, hemos cambiado los problemas inmediatos e importantes por preocupaciones a largo plazo. Tu corteza prefrontal está preparada para que pongas solución a lo que puede suponerte un peligro o una amenaza, a ti como ser físico o a tu posición o estatus personal o social, pero en la actualidad está totalmente saturada, no da abasto, y ello puede jugarte malas pasadas.

Los estresores que nos influyen son diversos, y por eso existen **diferentes tipos de estrés**:

- **Estrés físico.** Está causado por los estresores más clásicos en la naturaleza, que, paradójicamente, son los menos frecuentes en nuestras vidas actuales. Son las agresiones o situaciones que nos pueden poner en peligro desde un punto de vista físico u orgánico. Por ejemplo, una agresión física, el frío intenso, una lesión o una enfermedad.
- **Estrés psicológico.** Es aquel derivado de las reacciones emocionales y cognitivas asociadas al estrés. Es decir, es el producido por el miedo, la ansiedad, la rabia, la tristeza y otras emociones que se experimentan cuando vivimos alguna situación estresante.
- **Estrés psicosocial.** Es aquel producido por situaciones que afectan a nuestras relaciones personales o a nuestra posición social. Por ejemplo, problemas familiares, laborales o económicos. Se diferencia del estrés psicológico en que el inicio está en nuestra dimensión social o en nuestra relación con otras personas, y el desencadenante no atenta contra nuestro organismo físico.
- **Estrés psicoespiritual.** Es el que se deriva de las emociones que sentimos al pasar por alguna crisis existencial, cuando nos planteamos nuestro lugar en el mundo. Este tipo de estrés es el único que tiene inicio y fin en uno mismo.

Solemos concebir el estrés como algo negativo, pero la realidad es que no tiene por qué serlo, y de hecho no es así. Todas y cada una de estas categorías engloban tipos de estrés que pueden ser positivos (eustrés) o negativos (distrés). Pues bien, el tema está en que tu cuerpo va a producir las mismas respuestas fisiológicas y de la misma intensidad independientemente del tipo de estresor que tenga. Es decir, reacciona de la misma manera frente a un estresor físico que frente a uno psicosocial, por ejemplo. Pero ¿en qué consiste esta reacción?

¿Cómo reacciona nuestro cuerpo al estrés?

Lo primero que debes tener claro es que el estrés y sus respuestas forman parte de ti. Están escritas en tus genes. El estrés pone en marcha los mecanismos de los que dispones para afrontar circunstancias concretas. Si tiendes a enfadarte o a sentir nervios y alguna vez te has preguntado por qué te tomas así las cosas, pues es porque estás hecho o hecha de este modo. **No intentes luchar contra el estrés; no es culpa tuya. En lugar de eso, acéptalo e intenta relativizar sus consecuencias.**

Cuando te enfrentas a una situación estresante, los principales responsables de ejecutar la respuesta son tu cerebro y tu sistema nervioso. A través de la activación del sistema nervioso simpático, se movilizan diversas vías nerviosas que llegan a diversos órganos y sistemas de tu organismo, y que ponen en marcha adaptaciones para hacer frente al peligro. La vuelta a la calma, o a un estado normal, depende pues de la disminución del tono del sistema nervioso simpático y de la activación del tono del sistema nervioso parasimpático.

Cuando tu sistema nervioso simpático se activa por el estrés, principalmente provoca dos reacciones importantes. Por un lado, envía un mensaje a una pequeña parte de tu cerebro, la hipófisis (también llamada glándula pituitaria), para que libere las hormonas precursoras de la síntesis de cortisol, las cuales llegarán a las glándulas suprarrenales y estimularán la producción y liberación de cortisol. Por otro, la propia activación del sistema nervioso simpático es capaz de estimular directamente y también en las glándulas suprarrenales la liberación de catecolaminas como la adrenalina y la noradrenalina, hormonas con una acción muy rápida a nivel global.

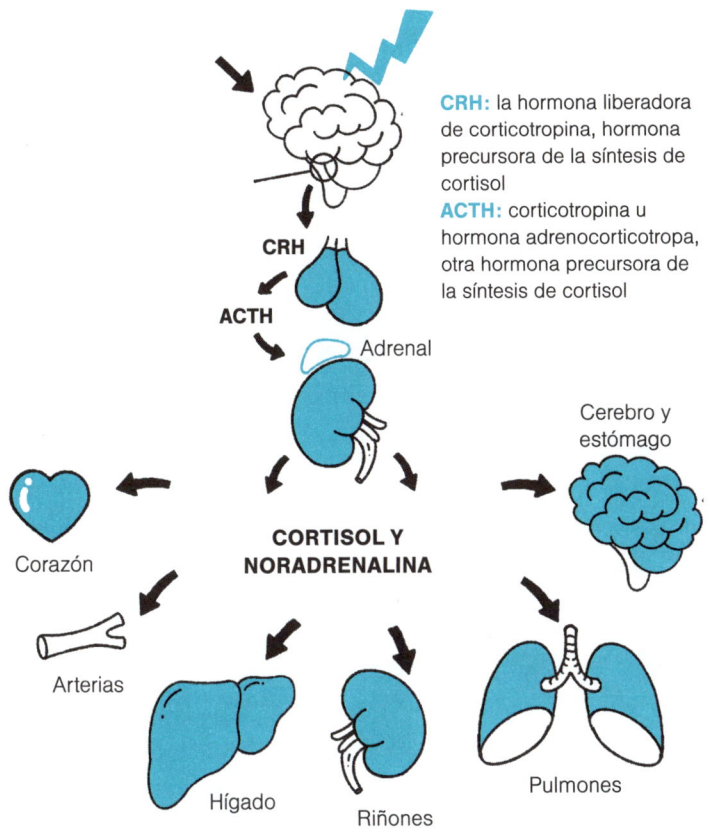

Figura 26: La cascada del estrés afecta a la función de multitud de órganos y sistemas de tu cuerpo mediante la activación del sistema hipotálamo-hipofisario-adrenal.

Como seguramente ya sabes, la función de todas estas adaptaciones es brindarte la mayor probabilidad de sobrevivir. Pero ¿cuáles son las adaptaciones más importantes?

Pues, mira, **a nivel cardiaco** las catecolaminas provocan un aumento de la frecuencia cardiaca y de la fuerza de contracción del corazón. Estos cambios son necesarios ante una situación desafiante o peligrosa que pueda requerir un esfuerzo físico como correr o actuar rápido. Ya de por sí, este aumento de la fuerza de bombeo cardiaca va a aumentar tu presión arterial, pero, además, las catecolaminas provocan una vasoconstricción de las arterias. Esto significa una contracción del músculo de la pared de las arterias, que eleva el tono de estas y, por tanto, la presión arterial, como cuando pisamos una manguera aumenta la presión del agua que la recorre. El objetivo de estas adaptaciones al estrés es que no falte flujo sanguíneo a los órganos que no pueden fallar: corazón, pulmones, cerebro y músculos. Por el contrario, la vasoconstricción es más potente en otros sistemas menos importantes en cuanto al estrés, lo que consigue que el flujo sanguíneo disminuya. Es el caso del sistema digestivo, y por eso ante un estrés agudo no suele ser un buen momento para hacer la digestión. Ahora debes sobrevivir; ya harás la digestión cuando puedas descansar.

A nivel respiratorio, aumentan la frecuencia respiratoria y la capacidad de tus pulmones, para que puedas extraer más oxígeno de cada bocanada, de modo que no haya problemas para suministrar oxígeno a tus órganos principales.

A nivel renal, se fuerza una disminución de la expulsión de líquido por la orina, es decir, disminuye la diuresis. El objetivo es doble: por un lado, quizá no es buena idea detenerse a orinar durante una circunstancia estresante (¿no te has preguntado por qué, durante un momento estresante, o un susto, se te quitan las ganas de orinar? En parte es por esto) y, por otro, retener líquido contribuye también a aumentar la presión arterial y protege los órganos clave. Ya sabes, tu cerebro, tu corazón, tus pulmones y tus músculos.

A nivel metabólico, el estímulo simpático provoca que tu hígado genere un aumento de la concentración de glucosa en sangre. La glucosa es nuestro combustible fundamental, y a tu músculo y tu cerebro no les puede faltar en este contexto. También **a nivel sanguíneo** el estrés potencia la liberación de factores de la coagulación, es decir, aumenta la trombogenicidad de la sangre (la facilidad con la que se generan trombos), porque, en una situación de estrés, una herida o un corte no te pueden suponer riesgo de morir desangrado, y debes tratar rápida y eficazmente esa hemorragia.

A nivel visual, el estrés produce una dilatación de las pupilas, lo que consigue una mayor apertura hacia la luz y el campo visual, para detectar amenazas o encontrar soluciones.

A nivel mental, mejora tu concentración, haciéndote más eficaz a la hora de centrarte en el problema y menos proclive a despistarte o a prestar atención a aspectos irrelevantes.

Estos son los principales cambios agudos que conlleva el estrés, y que de hecho son los que nos han permitido sobrevivir a todos hasta la actualidad. En general, puedes entender que todos estos cambios y mecanismos persiguen darte una mayor probabilidad de supervivencia al enfrentarte a una amenaza. Sin embargo, la reacción de estrés agudo, cuando es desmedida, puede ocasionar problemas cardiacos. Por fortuna son casos extraordinariamente infrecuentes, pero reflejan algo clave: que la relación entre corazón y estrés es muy estrecha.

Estrés agudo y enfermedad del corazón

El ejemplo más típico de problema cardiaco relacionado con el estrés es la llamada **miocardiopatía de estrés o síndrome de tako-tsubo**. Se trata de una afección cardiaca que recibe su nombre de una herramienta japonesa para capturar pulpos llamada *tako-tsubo*. Pues bien, la miocardiopatía de estrés tiene un poco de trampa, y es que simula un infarto cardiaco en toda regla. Los pacientes que la sufren, habitualmente después de una situación muy estresante o que les ha causado una gran impresión emocional, suelen referir dolor de pecho y son atendidos por ello. Entonces, las pruebas médicas revelan o sugieren que están sufriendo un infarto, por lo que muchas veces incluso se activa al equipo de atención al infarto urgente y se los somete a una coronariografía para valorar las arterias del corazón, ya que son la causa de este. Lo curioso es que las arterias coronarias de estos pacientes no muestran obstrucciones que parezcan poder ocasionar un infarto.

Pero ha ocurrido algo…, algo que, en ausencia de problemas en las arterias coronarias, ha provocado que una parte del corazón dejara de funcionar de manera brusca. Cuando estudiamos a los pacientes con síndrome de tako-tsubo y les realizamos una ecografía de corazón, lo que ocurre es curioso. Y es que, si bien existen alteraciones de la contractilidad cardiaca, estas no siguen un patrón habitual en el infarto, que es el resultado de la afectación de una arteria en particular, sino que el músculo cardiaco está aquejado más extensamente, sin que esto respete la distribución de la irrigación de las arterias coronarias. El corazón se ve afectado de modo global. Por lo general, la forma que adquiere en estos casos se asemeja a una jarra, a un botijo, o más concretamente a este aparato japonés para capturar pulpos.

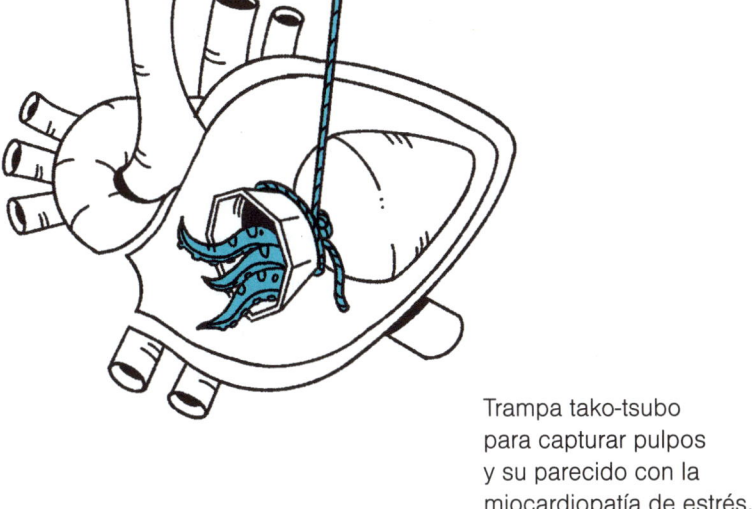

Trampa tako-tsubo para capturar pulpos y su parecido con la miocardiopatía de estrés.

Figura 27: En la miocardiopatía de estrés se producen unas alteraciones de la contracción del corazón que recuerdan al tako-tsubo, una trampa japonesa para la captura de pulpos.

Aunque la causa clara de la miocardiopatía de estrés no se conoce, siempre hay un desencadenante, que es un evento estresante y que, ya produzca estrés físico o emocional, precede a esta afección cardiaca. Se hipotetiza que podría tratarse de una respuesta paradójica del músculo cardiaco a las catecolaminas del estrés, pues, al ser sensible a estas, una descarga muy elevada y brusca podría aturdir al corazón. En todo caso, el pronóstico de la miocardiopatía de estrés suele ser mejor que el de infarto clásico, y en la mayoría de las ocasiones la parte paralizada del corazón se recupera, aunque no ocurre siempre, por lo que no podemos clasificar el síndrome de tako-tsubo como benigno.

Fuera de esta patología extraordinaria, es importante entender que **todos los cambios que ocasiona el estrés agudo, con el aumento de frecuencia cardiaca, de presión arterial o de resistencia a la insulina, suponen un incremento del riesgo cardiovascular inmediato mientras sufrimos la situación estresante aguda**. Y esto, como veremos, tiene sentido.

Pero, por otra parte, también podemos sufrir estrés debido a estresores crónicos (que se alargan en el tiempo), y la mala noticia es que tu cuerpo no está confeccionado ni adaptado para lidiar con ellos, y con el tiempo producen cambios que pueden desequilibrarte. Estos estresores crónicos pueden ser problemas económicos, laborales, una ruptura sentimental o baja autoestima, entre otros. A pesar de que las respuestas que condicionan los estresores crónicos son muy parecidas a las de los estresores agudos, la diferencia en el tiempo de exposición al estresor es determinante. Y otro problema clave es que un estresor mental provoca la misma respuesta que un estresor físico que atente contra nuestra integridad física. Vamos a verlo.

Estrés crónico y enfermedad del corazón

Piénsalo. Si te pregunto a qué te suena un aumento de la presión arterial, una mayor resistencia a la insulina o una mayor probabilidad de hacer trombos, creo que estarás de acuerdo en que la respuesta es riesgo de infarto o riesgo de sufrir un evento cardiovascular. Y así es. Cuando hay estresores y el cuerpo les hace frente generando cambios, estos aumentan la probabilidad de sufrir un evento cardiovascular durante la situación de estrés. Pero ¿por qué nuestro cuerpo pone en marcha mecanismos que atentan contra su integridad? ¿Qué sentido tiene?

Esto, que parece paradójico, cobra sentido cuando entendemos que, como hemos visto, en nuestro estado más salvaje el estrés era necesario para afrontar situaciones que atentaban contra nuestra vida. Este tipo de escenarios son los más frecuentes en la vida natural, los más frecuentes para la mayoría de los seres vivos. Y, además, *a priori* son mucho más peligrosos que los que provocan estrés crónico. Entonces, tenemos dos situaciones: «riesgo de morir o salir lesionado» y «ligero aumento del riesgo de evento cardiovascular». Cuando las ponemos en la balanza, la paradoja cobra sentido: la segunda opción nos parece mucho más conveniente. Es decir, el riesgo merece la pena. Pero es que, además, en el segundo caso el riesgo de sufrir un evento cardiovascular es muy pequeño.

Sin embargo, fuera del contexto de estresores agudos, cuando el estrés se vuelve constante, crónico, se precipitan cambios que desequilibran y desadaptan tu organismo si se mantienen a largo plazo. Y ese es el problema de nuestro mundo actual: que nos induce a preocuparnos constantemente por mantener nuestro estatus, a obsesionarnos con las amenazas que hacen peligrar nuestra posición social y la de los nuestros. **Tu cerebro sigue adaptado para lidiar con animales salvajes, peligros mortales y temperaturas extremas, no con problemas de trabajo, con asuntos de dinero ni con esa expareja que no te deja en paz.**

Sabemos que las personas que presentan estrés crónico tienen entre un 40 y un 50 por ciento más de riesgo de sufrir un infarto de corazón.[50] También hay cierta evidencia que apoya la idea de que el riesgo es mayor cuanto más tiempo pasamos bajo estrés crónico.[51] Ojo, esto no significa que entre un 40 y un 50 por ciento de las personas con estrés vayan a sufrir un infarto, sino que aumenta el riesgo entre un 40 y un 50 por ciento. Se trata de un término relativo, pero aun así es un aumento muy importante. ¿Por qué? **Es fácil entender que un cuerpo estresado crónicamente no es un cuerpo óptimo: puede sufrir taquipneas (una respiración demasiado acelerada), taquicardias, un incremento de presión arterial o un aumento de resistencia a la insulina**, y ninguna de estas situaciones es ideal. Es más, estos son factores claramente reconocidos como causantes de enfermedad cardiovascular. Pero no es tan sencillo, porque el estrés crónico no genera cambios tan intensos como el agudo. No se trata de que si sufrimos estrés crónico vayamos a generar una diabetes enseguida por ese aumento de la resistencia a la insulina; la cuestión es más compleja.

De hecho, el estrés crónico nos afecta por dos vías. Una es la indirecta, puesto que cuando estamos preocupados, estresados, nuestra última prioridad es cuidarnos. No es solo una creencia; los estudios revelan que, cuando reportamos altos niveles de estrés, hacemos menos ejercicio, bebemos más alcohol, dormimos menos horas y de manera más irregular, e incluso fumamos más. El exceso de grasa, la mala calidad del colesterol y, en definitiva, el síndrome metabólico son más frecuentes con estrés crónico.[52] Y todo esto resulta en un mayor riesgo de enfermedad cardiovascular.

Sin embargo, **el estrés crónico también tiene un efecto directo en nuestro sistema cardiovascular**: sabemos que desajusta y desequilibra la regulación del sistema nervioso autónomo en el corazón. El estrés crónico desencadena las mismas respuestas que el estrés agudo. Y es que una pequeña región de tu cerebro, la amígdala, le comunica a otra parte de tu cerebro más primitivo, el hipotálamo, que debe aumentar la activación del sistema nervioso simpático y disminuir la del parasimpático. Además, se activa el eje hipotálamo-hipofisario-adrenal, por el cual el hipotálamo, mediante la producción de hormonas en la hipófisis, produce una liberación de cortisol y adrenalina desde tus glándulas suprarrenales.

Ya sabes que esta liberación de cortisol y adrenalina tiene varios efectos a nivel cardiovascular. Por un lado, aumenta la frecuencia cardiaca y la fuerza de contracción cardiaca. Por eso cuando sentimos estrés notamos que el corazón late fuerte y rápido. Normalmente esto no tiene ninguna consecuencia, pero, con el tiempo, los cambios van más allá. Sabemos que disminuye el umbral para desarrollar extrasistolia, que son latidos superpuestos y arritmias. Por otro lado, también disminuye la relajación de las arterias del corazón, que se hacen más irascibles y propensas a dañarse, y se alteran los procesos reparativos vasculares, lo que promueve la creación y el crecimiento de la placa de ateroma, germen de la enfermedad vascular, y asimismo provoca la posibilidad a largo plazo de generar hipertensión y resistencia a la insulina, factores de riesgo cardiovascular.[53]

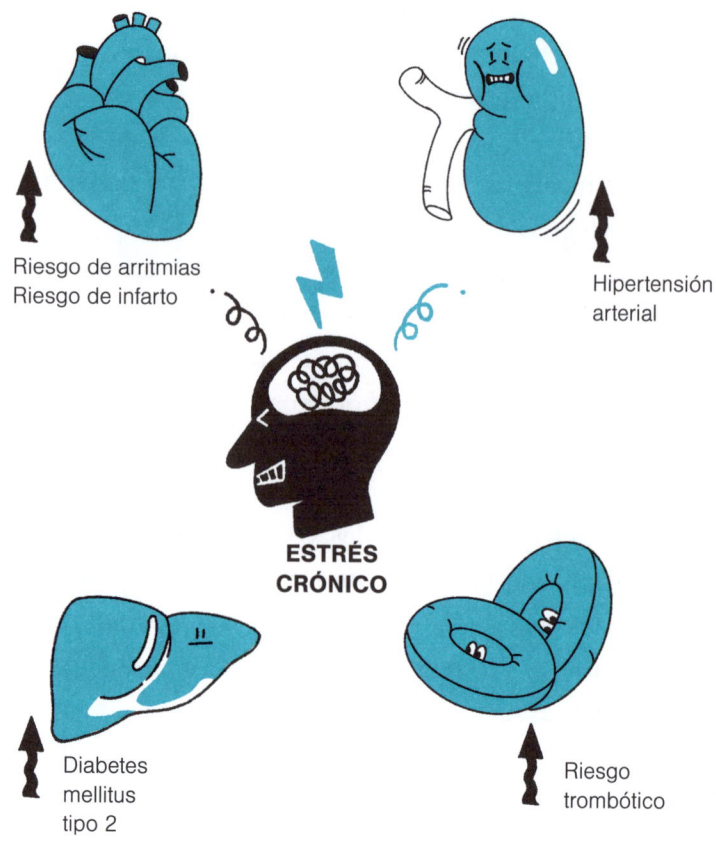

Figura 28: Estrés crónico y salud cardiovascular.

Pero no todo acaba aquí. Hay un efecto de la cronificación del estrés que es primordial y que repercute también en tu riesgo cardiovascular: **el estrés crónico genera una disfunción de tu sistema inmune**. Y esto es importante. Mira, la disfunción ocurre porque la liberación de adrenalina y noradrenalina produce, en la médula ósea (que está dentro de tus huesos), la proliferación de células blancas de tu sistema inmune y la liberación de citoquinas proinflamatorias, como la IL-6. Esto, ante una situación de estrés agudo, puede ser útil, por ejemplo, para reparar una agresión física o una herida, pero con el estrés crónico supone un aumento de la inflamación crónica de bajo grado, que ya sabes que es la causante de la placa de ateroma que da lugar a la angina de pecho, al infarto o a la muerte súbita.

Esto también tiene efecto al margen del sistema cardiovascular. Si sufres estrés crónico, eres más propenso a coger catarros u otras infecciones. Y es que, sumada a esta hiperproducción de células inmunitarias y de factores proinflamatorios no fisiológicos que desequilibra el sistema inmune, la elevación crónica de cortisol asociada al estrés disminuye la maduración de las células de tu sistema inmune y también reduce la eficacia de este frente a los virus, y por eso aumenta tu riesgo de sufrir infecciones.

A nivel mental, el estrés crónico se ha relacionado con un deterioro mayor y prematuro de la función cognitiva, con el envejecimiento neuronal e incluso con el trastorno depresivo y la enfermedad de Alzheimer. Y es que, en general, el estrés se ha relacionado mucho con el *inflammaging*. Sabemos que, en presencia de estrés, los procesos reparadores celulares son subóptimos, y se producen cambios en la expresión de tus genes, llamados cambios epigenéticos, que impiden la correcta formación y reciclaje de las proteínas. Se pierde la proteostasis de la que hemos hablado, lo que promueve el envejecimiento celular y el del organismo completo.

¿Qué podemos hacer ante el estrés?

Entonces, en presencia del estrés ¿qué podemos hacer? Posiblemente, lo primero es ser conscientes de que una vida ideal o plenamente feliz no es sinónimo de una vida sin estrés. El estrés es parte de la vida y no debes culparte por sentirlo. Como hemos expuesto, es tu propia esencia, tu neurofisiología, la que te hace responder así ante una situación que supone una amenaza para ti. Ahora bien, es importante que integres esto para que entiendas que relativizar el estrés y entrenar tu resiliencia son aspectos clave.

La resiliencia, a nivel individual o personal, es la capacidad de aceptar situaciones adversas y adaptarse a ellas manteniendo una mentalidad positiva. La resiliencia empieza en ti, pero afecta a tu círculo social o familiar. Es, en cierto sentido, una manera de afrontar la vida. Y la resiliencia se puede aprender. En general, tras aprender a ser resiliente, se interiorizan los distintos modos de identificar un problema y se aprende a buscar la mejor solución y alcanzarla. La persona resiliente no se lamenta por su camino, sino que intenta labrar y recorrer el más adecuado en cada momento, para lograr solventar con éxito cada desafío, cada situación de estrés. Lo bueno es que lo hace con mentalidad positiva, para aprender del problema y disfrutar del éxito posterior. Para mejorar tu resiliencia hay abordajes psicológicos y del comportamiento, e incluso algún tratamiento para potenciarla. Yo soy cardiólogo, no un profesional cualificado para transmitirte las pautas a fin de ser más resiliente, pero he sido alumno, y te aseguro que hay medios y profesionales muy cualificados que sí que pueden.

La gestión del estrés también tiene un componente molecular. Si bien el nivel de cortisol y catecolaminas, adrenalina y noradrenalina aumentan con el estrés crónico, **la oxitocina es la hormona que reduce los efectos del estrés y ayuda a que te relajes.** Y sabemos que diversas situaciones la aumentan y pueden ayudar a rebajar el estrés. Las principales y mejores: los amigos, la familia. Sabemos que la risa también eleva los niveles de oxitocina, así como el ejercicio físico y las relaciones sexuales. Por otro lado, prácticas como el yoga o la meditación también la aumentan. No obstante, los beneficios van mucho más allá, pero, posiblemente, **los mejores consejos que puedo darte para lidiar con el estrés crónico son salir y hacer planes con amigos o familia, practicar ejercicio de forma regular, priorizar el descanso, dedicarte tiempo a ti y a algún hobby o aprender a meditar.** Todo ello ha demostrado disminuir el estrés. Te ayudará.

14

CONECTA CONTIGO

El mindfulness, una práctica de meditación para combatir el estrés

Hay un dato muy valioso demostrado por estudios científicos: existen circuitos que conectan tu corteza prefrontal con la amígdala y que, si se activan, pueden disminuir y reducir esa respuesta tan global al estrés, de un modo tanto consciente como inconsciente. Esto, en la práctica, significa que con nuestro pensamiento podemos inducir a potenciar el estrés crónico o modificarlo para reducirlo y atenuarlo. Y sabemos que tiene sentido, neurológicamente hablando. Puedes gobernar tu estrés.

En cierta manera, esta es la base científica de disciplinas como el mindfulness, que ha demostrado disminuir los niveles de estrés. ¿En qué consiste exactamente esta práctica? El mindfulness no es simplemente meditar, como mucha gente piensa; es la capacidad de prestar atención de forma consciente al momento presente, sin juzgarlo, con interés, curiosidad y aceptación. En esencia, es un método para conseguir la atención plena, hacia nosotros y el mundo que nos rodea. ¿Y de verdad funciona? Posiblemente se trata de la aproximación al estrés no farmacológica con más evidencia que existe. Eso no tiene por qué significar que sea la mejor, pero sí que conocemos que funciona, y además bastante bien. Mira, la práctica de mindfulness ha demostrado principalmente reducir la activación de nuestro sistema de alerta, el sistema nervioso simpático. Pero también hay bastante evidencia y consenso acerca de que disminuye la presión arterial y es una ayuda muy eficaz para dejar el tabaco; varios estudios reportan, además, que también mejora la función endotelial de las arterias y la resistencia a la insulina, e incluso que puede disminuir en un 48 por ciento el riesgo de muerte a cinco años.[54] En otros estudios no se ha visto esta relación, así que de momento no hay consenso en que mejore el riesgo de infarto o la supervivencia. Pero ningún indicio apunta a que sea perjudicial en estos casos, así que, **como poco, el mindfulness ayuda a disminuir el estrés y la presión arterial, y a dejar de fumar, lo que es muy bueno a nivel cardiovascular.**

La meditación a través de la práctica de mindfulness ha demostrado algo asombroso, y es que puedes cambiar tu neurofisiología y neuroanatomía.[55] A través de la meditación practicada de forma regular, sabemos que tu cerebro es capaz de crear nuevas redes neuronales, nuevos circuitos, que influyen en diversos sistemas de control cerebrales, entre los que se encuentran los de la atención y las emociones.[56] Quizá uno de los beneficios más importantes es que atenúa una característica típica del estrés crónico, la rumiación de ideas o pensamiento recurrente, que nos puede llevar incluso a la obsesión patológica. Meditar ayuda a disminuirla. El mindfulness mejora el control de nuestra atención, la gestión emocional y la autoconciencia, clave en la gestión del estrés. Pero, además, estos nuevos circuitos influyen en la regulación de tu sistema nervioso autónomo y la activación del simpático de manera directa. Por eso al meditar disminuyen la frecuencia cardiaca y la presión arterial.

Eso sí, un punto que considerar es que, en diversos estudios, la eficacia de la meditación parece presentar un patrón dosis-respuesta, y los beneficios son acumulativos a lo largo del tiempo. Ocurre, pues, algo similar al resto de los hábitos saludables. De nada sirve hacer una comida buena los miércoles si los otros días de la semana incluyes ultraprocesados, ¿verdad? De nada sirve jugar a pádel los sábados si te pasas el resto de la semana sentado, claro. Pues con la parte práctica del mindfulness, igual. **Si de verdad la adquieres como un hábito, te ayudará.**

Este libro va de cómo mejorar tu vida, no de qué hacer de vez en cuando para no conseguir mucho. Al fin y al cabo, conectar con nosotros mismos, entender que somos lo único que nos acompañará durante toda nuestra vida, es importante. Pero no solo optimizamos nuestra salud cuando conectamos con nosotros mismos. Desconectarnos de lo que nos rodea, y de los demás, acarrea consecuencias nefastas para tu salud. Vamos a verlas.

15

CONECTA CON LA NATURALEZA

La relación entre la calidad del aire y la salud cardiovascular es mucho más estrecha de lo que crees

Hay algo que me ha enseñado la vida y también la ciencia que me parece un aprendizaje fundamental. Cuando estudiamos Medicina, corremos el riesgo de creer que todo lo que nos enseñan, y que luego practicamos con éxito, es todo lo que hay. Peor aún: hay personas que, mientras siguen dentro de la medicina, desprecian todo aquello que no tiene que ver con lo *mainstream*, porque lo clasifican directamente como falso. Pero una visión más amplia de la realidad te enseña que lo que hoy aún está fuera de la medicina mañana puede formar parte de ella. Para bien o para mal, hemos construido buena parte del castillo de la salud basándonos en tratamientos que han demostrado eficacia y rentabilidad económica, y eso es peligroso… cuando no se tiene en cuenta esa visión más amplia.

En cierto modo, este libro responde a un ejercicio de coherencia científica. Si lo piensas, nada de lo que he expuesto aquí conlleva la venta de ningún fármaco rentable. Más bien al contrario: disminuye las ventas. Yo no estoy en contra de la industria farmacéutica; de hecho, la apoyo (en su justa medida), porque las pastillas hacen muy bien su trabajo. Pero también defiendo que deben usarse cuando sus beneficios son superiores a sus efectos adversos, y no al revés.

Esto no significa que cualquier creencia, tendencia o hábito que tenga que ver con la salud sea beneficioso. No me identifico con la credulidad que tantas y tantas veces veo en redes sociales. Algunas tendencias sí... y otras no. Algunas más... y otras menos. Pero, entre estas cosas que no nos enseñan (y que, por cierto, tampoco son tendencia en redes sociales), destaca el papel que el contacto con la naturaleza desempeña en nuestra salud. Es mucho mayor de lo que parece. Sobre todo, ahora que estamos alterando el medio ambiente.

Cuando a nivel global analizamos los determinantes de salud o factores de riesgo más importantes del mundo, te parecerá normal que en primer lugar esté la hipertensión y, en segundo, el tabaco. Pero quizá te sorprenda conocer que en tercer lugar está la contaminación..., por encima de la diabetes, la obesidad y el sedentarismo. Incluso por encima de las drogas. Por cierto, la elevación aislada de colesterol no HDL, como factor de riesgo, se posiciona muy detrás de todos ellos.

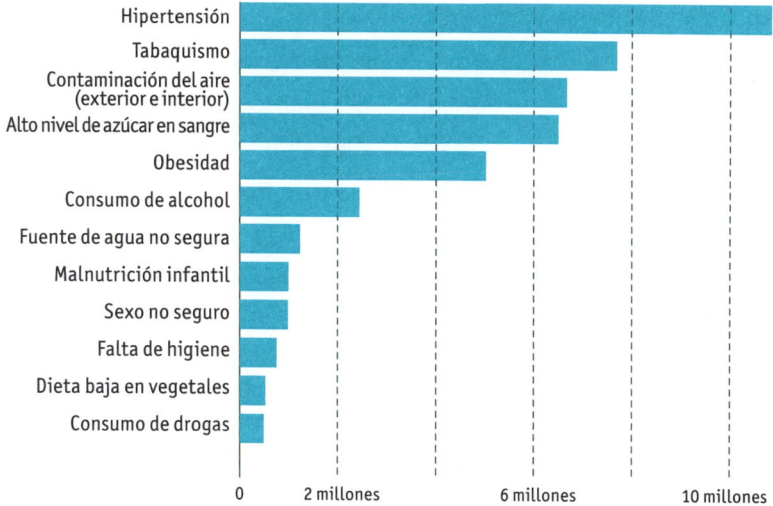

Figura 29: Muertes en el mundo por factor de riesgo.[57]

No pienses que esto es cosa de otros. Yo también me vi tentado a pensar que a mí, a mi entorno y a mi país esto no nos afectaba tanto, y que la explicación debía de ser que a nivel mundial había países tan poblados y tan supercontaminados, con un problema de tal magnitud respecto a la contaminación, que su incidencia afectaba a los datos globales. Es decir, creía que era cosa de China e India. Pues no. **La OMS ya ha advertido que el 99 por ciento de la población mundial respira aire con más contaminantes de los considerados seguros.** Y esto nos afecta a nosotros. Si vives en un pueblo o una ciudad, la contaminación está en el aire que respiras.

Esto es verdad hasta el punto de que se calcula que casi nueve millones de personas mueren al año por alguna patología relacionada con la contaminación. En Europa, casi ochocientas mil, y en España, treinta mil. No te quedes con los números absolutos. Se estima que el 20 por ciento de las muertes a nivel mundial se deben a la contaminación.[58]

¿Por qué ocurre? Es un problema complejo, y tiene que ver con la acción del ser humano y el cambio climático. Sabemos que debido a nuestra actividad se ha alterado la proporción de diversas sustancias de la atmósfera que nos influyen, como el ozono, el monóxido de carbono, el dióxido de nitrógeno, el dióxido de azufre y, sobre todo, las partículas en suspensión o material particulado. Estas últimas son las que principalmente atentan contra nuestra salud. Y es que **actualmente la mayoría de los núcleos urbanos presentan, en su aire, millones de partículas en suspensión que superan, por metro cúbico y día, los niveles recomendados por la OMS**. E, insisto, este no es un asunto aislado de las grandes capitales del mundo. Seguramente ocurre en tu ciudad.

¿Qué es exactamente **el material particulado**? En realidad, son diminutos corpúsculos sólidos o líquidos que se producen de manera natural o a causa de la acción humana y que, debido a su pequeño tamaño, tardan mucho tiempo en depositarse en el suelo, por lo que permanecen en suspensión en el aire. No son homogéneos; se trata de un conjunto de sustancias muy diverso. Azufre, nitrógeno, hidrocarburos, aluminio, arsénico, cadmio y níquel son algunos de sus componentes más frecuentes. Pueden ser resultado de la actividad volcánica, la germinación de plantas o el polen, pero sobre todo se producen por efecto de los combustibles fósiles, por los motores, los neumáticos y frenos de los coches, la actividad industrial, la minería, la ganadería, la agricultura, el propio polvo de las carreteras... Como verás, son el resultado de la urbanización que conlleva la actividad humana; no se producen solo en grandes polígonos industriales.

Clasificamos el material particulado según su tamaño: en menores de 10 micras (μm) de diámetro y en menores de 2,5. En general, las de origen natural suelen ser más grandes y las de origen humano, más pequeñas. Esto importa precisamente porque el problema del material particulado es que resulta muy perjudicial para la salud, especialmente el de menor tamaño (< 2,5 micras). El material particulado penetra por tus vías respiratorias y llega a tus pulmones. Esto ya produce daño a nivel pulmonar y fuerza una disfunción del sistema respiratorio que acarrea una disfunción del corazón, pero es que además se ha relacionado con un aumento de patologías infecciosas e inmunológicas respiratorias como la neumonía, el asma, la enfermedad pulmonar obstructiva crónica e incluso con tumores y mortalidad prematura. Además, el material particulado menor de 2,5 micras es capaz de atravesar la barrera alveolocapilar de tus pulmones y llegar hasta tu circulación, con lo que alcanza todas las partes de tu cuerpo. También bebemos el material particulado, pues podemos encontrarlo en el agua, y, como en el caso de la vía respiratoria, el más pequeño puede atravesar la barrera digestiva y alcanzar el torrente circulatorio.

El siguiente cuadro muestra, por tamaños, lo que hay dentro del material en suspensión. El humo del tabaco es material particulado de 1 a 0,01 micras. El polvo de carbón también sería parte de él, porque tiene menos de 10 micras.

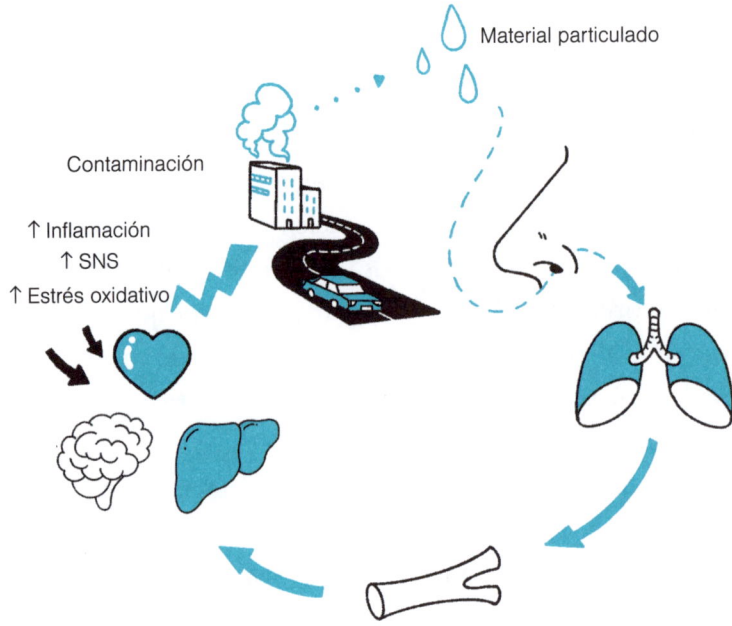

Figura 30: La contaminación del aire afecta a nuestra salud principalmente por el aumento de material particulado, que llega a nuestra circulación a través de los pulmones.

¿Y qué ocasionan estas partículas en tu cuerpo? En 2013, la OMS clasificó el material particulado como carcinogénico, y quizá eso haya contribuido a que pensemos que la contaminación produce mutaciones que facilitan la génesis de un tumor. Esto es cierto, pero, en contra de lo que podría parecer, **el cáncer no es la principal repercusión del material particulado. La contaminación mata por enfermedad cardiovascular**. Y este efecto no es menor: se calcula que del 50 al 80 por ciento de las muertes por contaminación son por enfermedad cardiovascular. Y, visto desde la carga de enfermedad cardiovascular, la OMS calcula que, si elimináramos la contaminación, una de cada tres muertes por enfermedad cardiovascular se podría evitar.

Mira, el material particulado provoca en tu cuerpo un aumento del estrés oxidativo y la inflamación sistémica. Genera una disfunción del sistema nervioso autónomo, pues altera y promueve una mayor activación del simpático, lo que disminuye la capacidad de relajación de tus arterias y potencia la trombosis, la facilidad para generar trombos. Por si esto fuera poco, el material particulado es capaz de producir cambios epigenéticos en tus genes que influyen en tu riesgo de sufrir un evento cardiovascular. Sabemos, por ejemplo, que tener un infarto en el contexto de aire más contaminado, con más partículas en suspensión pequeñas, implica una mayor transcripción de genes que potencian la inflamación y una menor producción de células reguladoras del sistema inmune que atenúan la inflamación.[59] Además, la exposición a material particulado empeora la capacidad energética de nuestras mitocondrias y dificulta la reparación óptima de tus componentes celulares y proteínas.[60] Disminuye la proteostasis. A estas alturas, ya sabes que todos estos factores promueven el envejecimiento prematuro, así como la aparición, mantenimiento o empeoramiento de las placas de ateroma. En definitiva, **la contaminación es un factor de riesgo claro para el infarto**.[61]

Pero hay evidencia de que no solo aumenta la enfermedad isquémica del corazón. Se ha relacionado el material particulado con la incidencia de varias dolencias cardiacas: infarto sin placas obstructivas de las arterias del corazón, arritmias, insuficiencia cardiaca, disección aórtica e incluso el empeoramiento de cardiopatías congénitas y de enfermedad de otras arterias que no son las del corazón.[62] La contaminación nos afecta a nivel cardiovascular de forma global.

Estas no son las únicas repercusiones de la contaminación. La exposición crónica a material particulado se ha relacionado con demencia,⁶³ asma, gripe y peor pronóstico al contraer infección por COVID. El aire que respiramos nos supone un tremendo peligro.

Ojalá el problema medioambiental se redujera a las partículas en suspensión y a la proporción de gases atmosféricos. Pero, por desgracia, no es así. El cambio climático también nos afecta, y mucho. Es muy evidente que estamos aumentando la temperatura media del planeta. Ya ha aumentado casi 2 °C en los últimos setenta años, y se calcula que serán más de 3 °C dentro de tres décadas. Esto empeora nuestra salud de manera crónica y aguda. Hay trabajos que han encontrado que, **por cada grado de aumento de temperatura media, el riesgo de mortalidad por enfermedad cardiaca crece un 3 por ciento, y por ictus, un 2 por ciento**.⁶⁴ Pero es que, en días de calor extremo, la incidencia de infarto aumenta un 7 por ciento; las arritmias, un 6 por ciento, y las crisis hipertensivas, un 4 por ciento.⁶⁵ El cambio climático es un problema de ida y vuelta. Si no hacemos nada por solucionarlo, sufriremos las consecuencias.

Podemos hacer mucho: lo hicimos con el plomo, por ejemplo, que es un contaminante muy peligroso. Puede estar tanto en el material particulado del aire como en el agua, y en nuestro cuerpo es peligroso porque se intercambia por el calcio, que es un elemento fundamental para multitud de funciones, como el latido cardiaco. Pues, desde que en España se prohibió el plomo en la gasolina, disminuyó la incidencia de infarto en todo el país. Pero este solo es un pequeñísimo paso en un gran camino que nos queda por recorrer. Debemos ser conscientes de todo esto para lograr cambios, por un lado legislativos y educacionales, y, por otro, personales. Porque, como decía al principio de este párrafo, si nos lo proponemos podemos hacer mucho.

Fíjate: es sorprendente comprobar cómo tu código postal puede ser un factor de riesgo importante para tu salud. Y es que la cantidad de zonas verdes en las ciudades tiene un efecto en la enfermedad y la mortalidad cardiovascular. Eso fue motivo de un estudio publicado en *The Lancet*, una prestigiosa revista médica. Con nueve estudios y ocho millones de personas incluidos, los investigadores reportaron que, en una escala que variaba desde la ausencia de vegetación hasta el máximo posible, por cada 10 por ciento de incremento de vegetación, el riesgo de mortalidad del barrio disminuía un 4 por ciento.[66] Por eso, ampliar la cantidad de árboles y vegetación que hay entre nuestras viviendas parece buena idea, sobre todo, en los barrios más desfavorecidos. El reverdecimiento de las ciudades no es estético: es luchar por nosotros y nuestra vida. Incluso puede equilibrar las desigualdades sociales entre barrios con menor y mayor poder adquisitivo.

Por todo ello deberíamos ser conscientes de la importancia de implantar medidas que mejoren la calidad del aire que respiramos, del agua que bebemos y de los alimentos que ingerimos. Es importante para continuar mejorando y que en algún momento la contaminación no suponga un problema tan grave para el planeta y para nuestra salud. Yo opino que **nuestro desconocimiento hacia lo perjudicial que es la contaminación es el gran hándicap para luchar contra ella.** Disminuir nuestra dependencia del plástico y de los combustibles fósiles, y promover el uso de energía renovable y más limpia repercute también en la calidad del aire que respiramos. Aumentar la cantidad de zonas verdes en nuestras ciudades, mejorar la gestión de residuos y la regulación de la industria son medidas que disminuyen el riesgo que tú y los tuyos tenéis y tendréis de sufrir un infarto.

Además, estar en contacto con la naturaleza aporta beneficios que van mucho más allá de las ventajas del aire más limpio y menos contaminado. Normalmente, salir a la naturaleza implica la realización de ejercicio físico, aumenta la liberación de dopamina y disminuye casi un 20 por ciento los niveles de cortisol,[67] que ya sabes que aumenta con el estrés crónico. ¡Y eso con tan solo veinte minutos de paseo! Pero, además, ¿recuerdas cuando hablamos de la rumiación como una característica patológica del estrés crónico? Un simple paseo de noventa minutos por la naturaleza disminuye la rumiación y el refuerzo patológico de la corteza prefrontal.[68] Así, evitar en la medida de lo posible entornos contaminados o escaparnos a la naturaleza y respirar aire más limpio parecen buenas medidas para realizar regularmente. Todo indica que le sienta fenomenal a tu corazón.

Si te das cuenta, y ya estamos alcanzando el final de este libro, la mayor parte de los pilares de la salud que he abordado, aquellos acerca de los que estamos equivocados y que no cuidamos lo suficiente, se pueden ver desde la perspectiva de la conexión, de tu adaptación a aquello que tu cuerpo y tu corazón necesitan. Pero hay una conexión que es esencial para cada ser humano. Algo que, sin falta, todos necesitamos desde el momento en que nacemos. Y nuestra salud no es ajena a ello. Tanto para ti como para tu corazón es vital que conectes con los demás.

16

CONECTA CON LOS DEMÁS

Tu salud necesita que te relaciones con tu gente

Uno de los hallazgos que más se repiten cuando estudiamos la relación de algunos determinantes emocionales con el riesgo de sufrir un infarto es la sensación continua de soledad. Y es que las personas que sienten más soledad suelen tener más riesgo de enfermedad cardiovascular… y de mortalidad global. Algunos trabajos reportan que **sentirse solo o sola supone un riesgo cardiovascular similar a tener hipertensión, presentar obesidad e incluso fumar quince cigarrillos al día**.[69]

No es tanto estar solo o sola, entendiendo esto como «sin compañía» (aunque también), como sentirse solo o sola. En este mundo hiperconectado digitalmente, la realidad es que cada vez nos sentimos más solos. Y esto es un problema. Es difícil investigarlo con fiabilidad, puesto que los estudios, como comprenderás, son observacionales y dependen de las respuestas a encuestas subjetivas, pero algunos trabajos informan de que hasta los sesenta años casi una de cada diez personas siente una soledad grave, y que esta proporción se duplica después de los sesenta años.[70] El aumento de la esperanza de vida, así como, paradójicamente, el uso de las redes sociales, parece que incrementan nuestra sensación de soledad.[71]

No es baladí. La soledad física y percibida supone un riesgo de mortalidad entre un 26 y un 29 por ciento mayor en personas de más de sesenta y cinco años, según varios trabajos.[72] La soledad aumenta el riesgo de padecer cáncer.[73] El riesgo de infarto cardiaco y cerebral es entre un 29 y un 32 por ciento mayor cuando nos sentimos solos.[74] Tanto es así que algún trabajo publicado en revistas médicas muy importantes a nivel mundial propone tener en cuenta la sensación de soledad a la hora de calcular el riesgo cardiovascular de las personas.[75] Y es que, más allá de la presencia de compañía, los seres humanos basan muchos de los valores que les permiten su desempeño diario en las relaciones con los demás. La confianza, el valor, la comunicación y la colaboración son parte de nuestra esencia. Estas pueden estar ausentes incluso dentro de un grupo, de una familia o entre amistades. En contraste, nos podemos sentir perfectamente acompañados estando solos.

Quizá lo más sorprendente es que, desde un punto de vista médico, tiene sentido que la soledad afecte a nuestra salud. Y detrás de ello tenemos explicaciones tanto comportamentales como fisiológicas. Entre las primeras está la mayor protección que nos da formar parte de un grupo… por si presentamos una enfermedad brusca y potencialmente fatal. Es lógico, pero tenemos evidencia de que estar acompañado aumenta la probabilidad de ser atendido y llevado al hospital en el caso de sufrir un evento cardiaco o un ictus. Y esto deriva en una menor mortalidad del evento, ya que aumenta la probabilidad de recibir una reanimación adecuada.[76] No obstante, puesto en perspectiva, este motivo es menos importante que el siguiente: tanto en personas mayores como en personas más jóvenes, tener un buen apoyo social mejora el cuidado y el autocuidado. Puede parecer evidente, pero lo dramático es que esto tiene como resultado una mejor salud. Las personas solitarias fuman más (por cierto, que recientes trabajos argumentan que el tabaco promueve el aislamiento social con el tiempo),[77] comen peor, se mueven menos,[78] y presentan más tasas de obesidad y de hipertensión.[79] En cierto sentido, la desatención o abandono de la esfera social refleja un abandono de la esfera personal.

Pero ¿por qué? Puede que detrás de ello esté también un empeoramiento de nuestro funcionamiento fisiológico. En efecto, cuando comparamos las muestras de sangre de las personas que se sienten más solas respecto de las que no, las primeras suelen presentar mayores niveles de cortisol y parámetros de la inflamación sistémica.[80] Y es que la soledad actúa como un estresor crónico, sobre todo en determinadas circunstancias. Las personas que se sienten solas presentan una mayor activación del sistema hipotálamo-hipofisario-adrenal, el mismo que se activa ante el estrés.[81] Y por ello, al igual que los estresores crónicos, la soledad aumenta tus niveles de cortisol y empeora tu sistema inmune, eleva el tono inflamatorio de tu cuerpo, promueve el estrés oxidativo, disminuye la relajación de tus arterias y las hace más proclives a presentar hipertensión y generar y perpetuar placas de ateroma. Esto, con el tiempo, supone un mayor riesgo de enfermar para tu corazón. Por tanto, **no es solo que la soledad nos induzca a llevar un peor estilo de vida; es que la soledad, de manera fisiológica, funciona como un estresor y, por tanto, es un caldo de cultivo excelente para la aparición de la enfermedad cardiovascular y el cáncer, entre otras dolencias.**

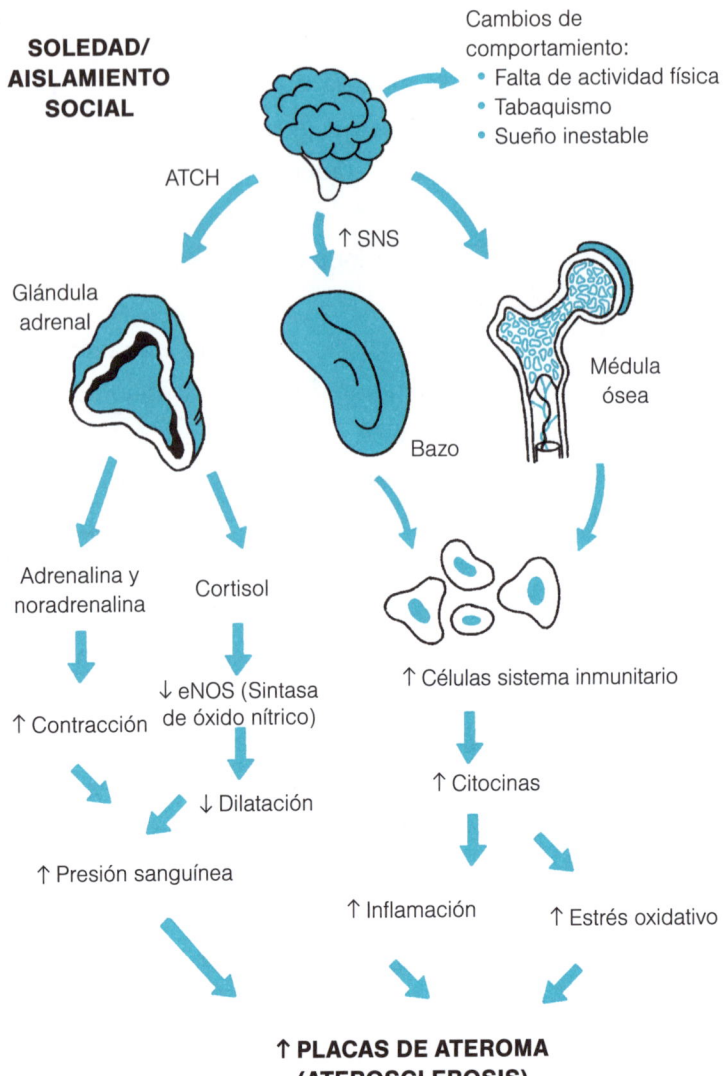

Figura 31: La sensación de soledad y el aislamiento social afectan a nuestra salud de manera directa e indirecta.

Y seguramente por eso sienta tan bien conectar con los demás. Y por eso tu cerebro está muy preparado para reconocer caras humanas, para diferenciar bien a un amigo de un desconocido o, más importante incluso, de un enemigo. La neurociencia ha demostrado que el cerebro de las personas solitarias es distinto al de las personas más sociales. Estudios realizados con resonancia magnética muestran cómo las primeras presentan una activación distinta de la corteza prefrontal ante la visualización de imágenes de ellos mismos o ante tareas que muestran o imitan la interacción social.[82] Y recuerda lo importante que es la regulación de la corteza prefrontal en la respuesta estresora y del metabolismo.

En general, potenciar tus relaciones sociales siempre es positivo. Existe una neuroquímica de la amistad que mejora nuestra manera de pensar y actuar, y que en último término potencia nuestra salud. Cuando nos rodeamos de amigos, familiares o, en general, de personas que hacen que nuestro ambiente sea amable, y también cuando hemos de realizar una labor en grupo, nuestro cerebro segrega **endorfinas**. Cuando interactuamos con personas que queremos, además, produce **serotonina y dopamina**, y es precisamente esta última la que se encarga de crear redes en tu memoria que refuerzan el vínculo con esa persona. Es la que consigue que quieras mantener el contacto. Si no refuerzas ese vínculo, finalmente se olvida y desestimas esa amistad. Todas estas hormonas nos brindan una sensación placentera al interactuar con los demás, nos hacen sentir bien.

Por eso **debes enriquecerte con tus personas, debes conectar con los demás**. El ser humano es un animal social, y tu funcionamiento y fisiología también se basan en las relaciones con los demás para equilibrarse y optimizarse. Y esto se puede extender a otros aspectos, menos físicos aún si cabe. Te estoy hablando de la importancia de la espiritualidad.

17

CONECTA CON TU ESPIRITUALIDAD

La importancia de creer... va mucho más allá de creer

A pesar de que genera titulares sensacionalistas cada poco tiempo, parece un hallazgo consistente en los estudios que las personas que profesan alguna fe o religión tienen un mejor estilo de vida, realizan más actividad física, se alimentan mejor y duermen también mejor.[83] Pero, además, presentan menos tasas de hipertensión y diabetes.[84] Incluso se han identificado algunos marcadores asociados con una mayor práctica espiritual o religiosa que reducen el riesgo de sufrir enfermedad cardiovascular.[85] ¿Es todo esto una prueba de la existencia de Dios? No lo creo. La explicación más probable tiene pinta de ser terrenal. ¿Podría entonces deberse a que las personas, cuando son parte de un grupo y creen en algo más que en ellas mismas, tienden a relativizar los problemas y encuentran mejores soluciones? Podría ser.

En promedio, las personas religiosas tienen sentimientos de pertenencia a un grupo importante, encuentran mayor consuelo ante sus problemas y reciben guía y apoyo para solucionarlos con más frecuencia que el resto.[86] En estudios constantemente se encuentra un menor nivel de estrés crónico entre aquellos que profesan alguna fe. Incluso entre los supervivientes de un cáncer, por ejemplo, suelen presentar indicadores de una mejor salud mental los que se confiesan religiosos.[87] Posiblemente se deba a que entienden que los problemas no dependen enteramente de ellos, y por eso los afrontan de una manera más deportiva, con una mayor resiliencia,[88] la misma de la que hablamos en relación con el estrés. Las personas religiosas también suelen disfrutar más de los buenos momentos; los entienden como un regalo. Ello ejercita redes neuronales que reducen la activación patológica que supone el estrés a largo plazo. Y eso, como ya sabes, es bueno para tu salud cardiovascular, reduce la inflamación crónica y mejora la función de tus arterias, pues las hace menos proclives a generar placas de ateroma.

No te voy a decir que tengas que creer en Dios ni profesar fe alguna, por supuesto que no. Eso es algo demasiado personal como para que yo me meta. Pero sí creo que es bueno para ti y tu salud darte cuenta de que estás aquí de paso. De eso hay pocas dudas. Si al final todo esto de lo que hemos hablado, los genes, la fisiología y la salud, se va a terminar acabando, **¿qué sentido tiene que estés aquí?** Puede que ninguno, puede que uno que no comprendamos. Y, si lo hay, lo más probable es que tu propósito en esta vida sea tuyo y para ti…; pero, por descontado, como hemos expuesto, siempre y cuando conectes con tu medio, con tu planeta y con tu grupo. Por tanto, proteger y cuidar de los demás y de tu medio termina por enriquecerte a ti. Es, por consiguiente, cuidarte a ti. Ayudar a los demás y al planeta es un regalo valioso.

Como persona, pero también como médico, siento que hay algo muy importante que desestimamos cuando no tenemos en cuenta el valor de la espiritualidad y nos ceñimos al mundo puramente físico. Y es que corremos el riesgo de fundamentar nuestro valor en lo que se consigue con trabajo y más trabajo. A veces nos excedemos en esto y pensamos que tenemos que hacer más y más para ser mejores. Es también algo de lo que adolecemos como sociedad. Pero lo verdaderamente importante en esta vida no se vende ni se compra. No recuerdo ningún paciente al borde de la muerte que se lamente por algo material. Para ti y para tu gente, lo importante es lo que eres. Lo que produces no es tan relevante. La cultura del esfuerzo es un valor muy extendido, pero no dejes que te ciegue: no estás aquí para vivir trabajando sin descanso. Disfruta de ti y de los tuyos.

Que estás aquí de paso y, comprendas como comprendas esta vida, tanto si crees que es puramente física como si crees que es física y también espiritual, si eres capaz de integrar que al final tu valor como persona depende de tu ser, y no tanto de lo que produces, entenderás que te debes a tu salud y a la de los tuyos. Y esta creencia repercutirá en tu salud de manera directa, porque empezarás a relativizar tus problemas y aprenderás a darle a cada segundo de tu tiempo la importancia que merece. Y, por supuesto, disfrutarás mucho más de los buenos momentos, que también los hay, enriqueciendo tu cerebro de hormonas beneficiosas y protegiéndote del estrés. Así, dedicarás tu esfuerzo a lo que de verdad merece la pena: a ti y a tu gente.

Dicen que tu vida se puede dividir en tres etapas. La pasada, la que vendrá y la presente. Y solo puedes cambiar el presente. El pasado no importa tanto. El futuro, quién sabe si lo vivirás. Aprovecha tu presente, VIVE.

EPÍLOGO

Sobre los cuatro pilares: no caigas en extremismos

Por mi trabajo, me encuentro diariamente con personas que presentan un estado de salud muy dispar. Recibo desde pacientes con infartos que matan hasta personas con síntomas muy leves. Y, curiosamente, los que más preocupados suelen estar por mejorar su salud son aquellos que mejor lo hacen. Las personas que llegan al hospital con unas arterias que parecen de alguien treinta o cuarenta años mayor suelen sorprenderse cuando les digo lo mal que están por dentro. Por el contrario, gente que lleva un estilo de vida bastante aceptable se devana los sesos, estudia y me pregunta si puede comer un huevo al día.

Y no tengo estudios científicos que refrenden lo siguiente, pero estoy bastante seguro de ello: **los extremismos no son buenos para tu salud; intenta no caer en ellos.** Tu bienestar depende de unas bases, los pilares que te he transmitido en este libro, pero también de la coherencia y de la convivencia entre ellas. Y la flexibilidad es parte del éxito. No tomes este libro como un dogma, sino como una guía. Esto es muy pero que muy importante. Es tan importante entender que en tu día a día debes alimentarte (y no comer), moverte y descansar... como que es maravilloso para tu salud relacionarte con la naturaleza y con los tuyos, que a tu salud le sienta genial salir y compartir muchos ratos con amigos, incluso alguna noche si es preciso, e incluso alguna comida de la considerada poco saludable.

Que no te quepa duda de que la salud se trabaja, la salud se gana día a día, y por eso mismo tampoco se pierde en un día. Las bases de la salud son más simples de lo que nos suele parecer al principio. Ya las sabes, porque las hemos comentado en profundidad. Has aprendido lo importante que es consumir alimentos naturales y que la dieta debe empezar y acabar en el supermercado. Sabes que debes poner en valor el movimiento y conoces todo lo que el ejercicio aeróbico y de fuerza puede hacer por ti. Eres consciente de lo relevante que resulta la luz durante el día y el descanso por la noche para tu cuerpo, y de que no tiene mucho sentido usar móviles y tabletas por la noche, o resistirte a dormir cuando tienes sueño. Por último, espero haberte transmitido el valor que tiene conectar con la naturaleza y con tu gente, y lo que ello implica en cuanto a la disminución del estrés crónico y de la contaminación, que son dos de las grandes amenazas invisibles que acechan nuestra sociedad.

Si respetas los cuatro pilares: **si te alimentas, si llevas una vida activa, si sincronizas tus días con el planeta y si contactas con la naturaleza y con los tuyos, poco importará que, de vez en cuando, te des algún capricho.** Ya estarás haciendo muchísimo por tu salud. El problema de la mayoría de las personas es que, quizá por desconocimiento o quizá por desinterés, comen diariamente comida poco sana, no se mueven, duermen poco y mal, y conviven con sus vicios o sus estresores. Y, si llenas tu vida de excepciones, no esperes tener una salud excepcional.

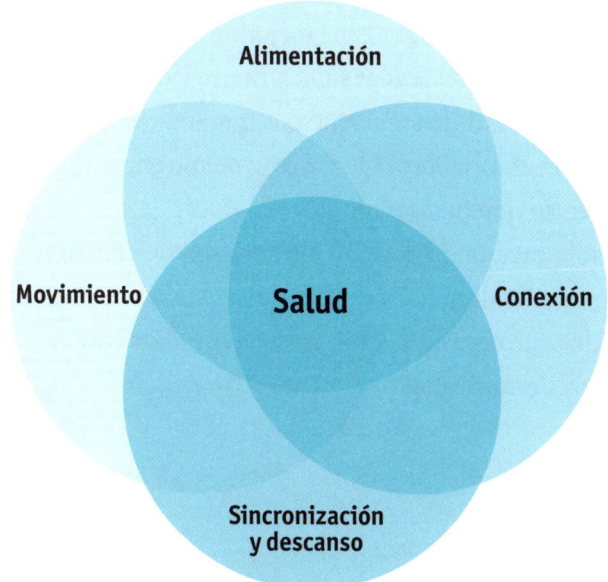

Figura 32: Tu salud se sustenta en cuatro pilares, pero tu salud es la suma de todos, que interaccionan y se retroalimentan entre sí. No te obsesiones ni seas extremista. Empieza por algo; mejorarás en todo.

Espero que hayas podido sacar un aprendizaje útil de estas páginas. Te aseguro que si has aprendido algo, por pequeño que sea, pero que te haya hecho reflexionar o haya cambiado algún aspecto de tu día a día y, por ende, mejorado tu salud, yo me doy por muy satisfecho. Y es que mi intención con este libro ha sido precisamente enseñarte cuáles son, desde el punto de vista científico (y, desde luego, desde mi perspectiva personal), los pilares de la salud. Mostrarte qué puedes hacer por ti para optimizarte, para vivir mejor y aumentar tu esperanza de vida y de salud. Por supuesto, siempre he priorizado explicarte el porqué de mis afirmaciones. No he pretendido decirte simplemente qué hábitos son adecuados y cuáles perjudiciales. He querido que les des sentido, porque pienso que es la mejor manera de que lo integres todo, para que así envejezcas sano y fuerte y disminuyas al máximo la probabilidad de tener que pasar algún día por mis manos o las de algún compañero. Que, oye, a mí me encanta mi trabajo, pero entiendo que no es plan.

Así, solo me queda decirte que te deseo de corazón, y por tu corazón, que te alimentes, que te muevas, que te sincronices y, sobre todo, que conectes. Que así se vive mejor (y más).

Palabra de cardiólogo.

NOTAS

1. Conoce tu cuerpo

1. H. Kaplan *et al.*, «Coronary atherosclerosis in indigenous South American Tsimane: a cross-sectional cohort study», *Lancet*, 389(10080), 2017, pp. 1730-1739.

Andrei Irimia *et al.*, «The Indigenous South American Tsimane Exhibit Relatively Modest Decrease in Brain Volume with Age Despite High Systemic Inflammation», *The Journals of Gerontology: Series A*, 76(12), diciembre de 2021, pp. 2147-2155.

2. El cuerpo humano es un todo

2. Max Roser, «Causes of death globally: What do people die from?», *Our World in Data*, <https://ourworldindata.org/causes-of-death-treemap>, <https://www.who.int/news-room/fact-sheets/detail/the-top-10-causes-of-death>.

3. Joseph T. Wearn (MD), «Thrombosis of the Coronary Arteries, with Infarction of the Heart», *The American Journal of the Medical Sciences (1827-1924)*, 165(2), p. 250.

4. Organización Mundial de la Salud, «Enfermedades cardiovasculares», <https://www.who.int/es/health-topics/cardiovascular-diseases#tab=tab_1>.

5. M. Dehghan *et al.*, «Associations of fats and carbohydrate intake with cardiovascular disease and mortality in 18 countries from five continents (PURE): a prospective cohort study», *Lancet*, 390(10107), 4 de noviembre de 2017, pp. 2050-2062.

B. V. Howard *et al.*, «Low-fat dietary pattern and risk of cardiovascular disease: the Women's Health Initiative Randomized Controlled Dietary Modification Trial», *JAMA*, 295(6), 8 de febrero de 2006, pp. 655-666.

6. Joyce H. Lee *et al.*, «United States Dietary Trends Since 1800: Lack of Association Between Saturated Fatty Acid Consumption and Non-communicable Diseases», *Front Nutr.*, 13 de enero de 2022; 8:748847.s.

7. R. Estruch *et al.*, «Primary Prevention of Cardiovascular Disease with a Mediterranean Diet Supplemented with Extra-Virgin Olive Oil or Nuts», *N Engl J Med.*, 21 de junio de 2018; 378(25):e34.

3. Por qué enfermamos

8. Frédéric Adnet *et al.*, «Incidence of acute myocardial infarction resulting in sudden death outside the hospital», *Emerg Med J.*, 28(10), octubre de 2011, pp. 884-886.

Gabriel Vázquez-Oliva *et al.*, «Acute Myocardial Infarction Population Incidence and Mortality Rates, and 28-day Case-fatality in Older Adults. The REGICOR Study», *Rev Esp Cardiol.*, 71(9), septiembre de 2018, pp. 718-725.

Vicente Bertomeu *et al.*, «In-hospital mortality due to acute myocardial infarction. Relevance of type of hospital and care provided. RECALCAR study», *Rev Esp Cardiol.*, 66(12), diciembre de 2013, pp. 935-942.

9. Elizabeth G. Nabel (MD) y Eugene Braunwald (MD), «A Tale of Coronary Artery Disease and Myocardial Infarction», *N Engl J Med.*, 366(1), 2012, pp. 54-63.

10. Juan Manuel García González y Rafael Grande, «Tendencias de la mortalidad por infarto agudo de miocardio y cambios en la esperanza de vida en Andalucía (1980-2014)», *Cardiocore*, 53(1), 2018, pp. 14-20.

11. Moien Ab Khan *et al.*, «Global Epidemiology of Ischemic Heart Disease: Results from the Global Burden of Disease Study», *Cureus*, 12(7), 23 de julio 2020.

12. NCD Risk Factor Collaboration (NCD-RisC), «Worldwide trends in hypertension prevalence and progress in treatment and control from 1990 to 2019: a pooled analysis of 1201 population-representative studies with 104 million participants», *Lancet*, 398(10304), septiembre de 2021, pp. 957-980.

13. Irene R. Dégano *et al.*, «Epidemiología del síndrome coronario agudo en España: estimación del número de casos y la tendencia de 2005 a 2049», *Revista Española de Cardiología*, 66(6), junio de 2013, pp. 471-481.

4. ¿Comida o alimentos?

14. Long Ge, Behnam Sadeghirad, Geoff D. C. Ball *et al.*, «Comparison of dietary macronutrient patterns of 14 popular named dietary programmes for weight and cardiovascular risk factor reduction in adults: systematic review and network meta-analysis of randomised trials», *BMJ*, 369, 1 de abril de 2020, m696.

15. R. Estruch *et al.*, «Primary Prevention of Cardiovascular Disease with a Mediterranean Diet Supplemented with Extra-Virgin Olive Oil or Nuts», *N Engl J Med.*, 21 de junio de 2018; 378(25): e34.

16. H. Kim *et al.*, *J Am Heart Assoc.*, 8(16), 20 de agosto de 2019, e012865.

H. Kahleova *et al.*, *Prog Cardiovasc Dis.*, 61(1), mayo-junio de 2018, pp. 54-61.

A. Jabri *et al.*, *Am J Prev Cardiol.*, 7(100182), 9 de abril de 2021.

17. Long Ge, Behnam Sadeghirad, Geoff D. C. Ball *et al.*, «Comparison of dietary macronutrient patterns of 14 popular named dietary programmes for weight and cardiovascular risk factor reduction in adults: systematic review and network meta-analysis of randomised trials», *BMJ*, 369, 1 de abril de 2020, m696.

18. H. Pontzer, B. M. Wood y D. A. Raichlen, «Hunter-gatherers as models in public health», *Obes Rev.*, 19(1), diciembre de 2018, pp. 24-35.

M. Gurven y H. Kaplan, «Longevity among hunter-gathers: A cross-cultural examination. Population and Development Review», 33, 2007, pp. 321-365.

B. S. Hewlett, J. M. Van De Koppel y M. Van De Koppel, «Causes of death among Aka pygmies of the Central African Republic», en L. L. Cavalli-Sforza, ed., *African pygmies*, 1986, pp. 45-63.

19. Statista Research Department, «Per capita consumption of caloric sweeteners in the U.S. 2000-2020», 20 de julio de 2022, <https://www.statista.com/statistics/184227/per-capita-consumption-of-caloric-sweeteners-in-the-us-since-2000/>.

20. Joyce H. Lee *et al.*, «United States Dietary Trends Since 1800: Lack of Association Between Saturated Fatty Acid Consumption and Non-communicable Diseases», *Front Nutr.*, 13(8), enero de 2022.

21. Rafael de Cabo y Mark P. Mattson, «Effects of Intermittent Fasting on Health, Aging, and Disease», *N Engl J Med.*, 26, 381(26), diciembre de 2019, pp. 2541-2551.

Bartosz Malinowski *et al.*, «Intermittent Fasting in Cardiovascular Disorders—An Overview», Nutrients, 11(3), marzo de 2019, p. 673.

22. D. L. Valter *et al.*, «Intermittent and periodic fasting, longevity and disease», *Nat Aging*, 1(1), enero de 2021, pp. 47-59.

5. Aclarando los mitos de la alimentación

23. A. M. Wood *et al.*, *Lancet*, 391(10129), 14 de abril de 2018, pp. 1513-1523.

GBD 2016 Alcohol Collaborators, *Lancet*, 392(10152), 22 de septiembre de 2018, pp. 1015-1035.

24. M. B. Esser *et al.*, «Prevalence of alcohol dependence among US adult drinkers, 2009–2011», *Prev Chronic Dis.*, 11, 2014.

J. J. Sacks *et al.*, «2010 national and state costs of excessive alcohol consumptionexternal icon», *Am J Prev Med.*, 49(5), 2015, pp. e73-e79.

M. Stahre *et al.*, «Contribution of excessive alcohol consumption to deaths and years of potential life lost in the United States», *Prev Chronic Dis*, 11, 2014.

25. G. M. Singh *et al.*, «Estimated global, regional, and national disease burdens related to sugar-sweetened beverage consumption in 2010», *Circulation*, 132(8), 2015, pp. 639-666.

A. M. Teng *et al.*, «Impact of sugar-sweetened beverage taxes on purchases and dietary intake: Systematic review and meta-analysis», Obesity Reviews, 20(9), 2019, pp. 1187-1204.

26. C. Debras *et al.*, «Artificial sweeteners and cancer risk: Results from the NutriNet-Santé population-based cohort study», *PLoS Med.*, 19(3), 2022.

27. B. Lessel, «Natural incidence of tumors in albino rats bred in our laboratories. Biology Division», Boots Pure Drug Co., Ltd., informes 934 (1957) y P9455 (1969).

E. L. Long y R. T. Haberman, «Review of tumors in rats treated with saccharin and control rats used in studies of artificial sweeteners 1948-1949», Institute of Food Technologists, Chicago, 1969.

28. Victor W. Zhong, Linda van Horn, Philip Greenland *et al.*, «Associations of Processed Meat, Unprocessed Red Meat, Poultry, or Fish Intake with Incident Cardiovascular Disease and All-Cause Mortality», *JAMA Intern Med.*, 180(4), 1 de abril de 2020, pp. 503-512.

Ambika Satija Al-Shaar y Dong D. Wang, «Red meat intake and risk of coronary heart disease among US men: prospective cohort study», *BMJ,* 371, 2 de diciembre de 2020, m4141.

Renata Micha, Georgios Michas y Dariush Mozaffarian, «Unprocessed red and processed meats and risk of coronary artery disease and type 2 diabetes—an updated review of the evidence», *Curr Atheroscler Rep.*, 14(6), diciembre de 2012, pp. 515-524.

Erin L. van Blarigan, Fang-Shu Ou, Tiffany M. Bainter *et al.*, «Associations Between Unprocessed Red Meat and Processed Meat with Risk of Recurrence and Mortality in Patients with Stage III Colon Cancer», *JAMA Netw Open*, 5(2), febrero de 2022, e220145.

29. Hyunju Kim *et al.*, «Plant-Based Diets Are Associated with a Lower Risk of Incident Cardiovascular Disease, Cardiovascular Disease Mortality, and All-Cause Mortality in a General Population of Middle-Aged Adults», *J Am Heart Assoc.*, 8(16), 20 de agosto de 2019, e012865.

6. Una propuesta de alimentación saludable

30. Harvard Health Publications, Harvard Medical School, <www.hsph.harvard.edu/nutritionsource>.

7. Por qué debes moverte

31. Agencia Española de Medicamentos y Productos Sanitarios, <https://www.aemps.gob.es/medicamentos-de-uso-humano/observatorio-de-uso-de-medicamentos/informes/>; Instituto Nacional de Estadística, «Ejercicio físico regular y sedentarismo en el tiempo libre», <https://www.ine.es/ss/Satellite?L=es_ES&c=INESeccion_C&cid=1259944495973&p=1254735110672&pagename=ProductosYServicios%2FPYSLayout&param1=PYSDetalleFichaIndicador&param3=1259947308577#:~:text=Seg%C3%BAn%20la%20Encuesta%20Europea%20de,porcentaje%20de%2025%2C9%25>.

32. Maude Trépanier *et al.*, «Improved Disease-free Survival After Prehabilitation for Colorectal Cancer Surgery», *Ann Surg.*, 270(3), 2019, pp. 493-501.

D. Santa Mina *et al.*, «Multiphasic Prehabilitation Across the Cancer Continuum: A Narrative Review and Conceptual Framework», *Front Oncol.*, 11(10), 2021.

33. H. P. Van der Ploeg, T. Chey, R. J. Korda, E. Banks y A. Bauman, «Sitting Time and All-Cause Mortality Risk in 222 497 Australian Adults», *Arch Intern Med.*, 172(6), 2012, pp. 494-500.

34. Steven Mann, Christopher Beedie y Alfonso Jiménez, «Differential Effects of Aerobic Exercise, Resistance Training and Combined Exercise Modalities on Cholesterol and the Lipid Profile: Review, Synthesis and Recommendations», *Sports Med.*, 44(2), 2014, pp. 211-221.

8. Cómo hacer ejercicio para tener un corazón saludable

35. A. Nigam *et al.*, *Lancet*, 378(9798), 1 de octubre de 2011, pp. 1202-1203.

36. Barry A. Franklin *et al.*, «Exercise-Related Acute Cardiovascular Events and Potential Deleterious Adaptations Following

Long-Term Exercise Training: Placing the Risks Into Perspective—An Update: A Scientific Statement From the American Heart Association», *Circulation*, 141(13), marzo de 2020.

37. J. Yang *et al.*, «Association Between Push-up Exercise Capacity and Future Cardiovascular Events Among Active Adult Men», *JAMA New Open*, 2(2), febrero de 2019, e188341.

38. Mee-Ri Lee, Sung Min Jung, Hwa Sung Kim *et al.*, «Association of muscle strength with cardiovascular risk in Korean adults: Findings from the Korea National Health and Nutrition Examination Survey (KNHANES) VI to VII (2014-2016)», *Medicine* (Baltimore), 97(47), noviembre de 2018, e13240.

Hanna Henriksson, Pontus Henriksson, Per Tynelius *et al.*, «Cardiorespiratory fitness, muscular strength, and obesity in adolescence and later chronic disability due to cardiovascular disease: a cohort study of 1 million men», *Eur Heart J.*, 41(15), 14 de abril de 2020, pp. 1503-1510.

Salvatore Carbone, Danielle L. Kirkman, Ryan S. Garten *et al.*, «Muscular Strength and Cardiovascular Disease: AN UPDATED STATE-OF-THE-ART NARRATIVE REVIEW», *J Cardiopulm Rehabil Prev.*, 40(5), septiembre de 2020, pp. 302-309.

39. D. Stensvold *et al.*, «Effect of exercise training for five years on all cause mortality in older adults—the Generation 100 study: randomised controlled trial», *BMJ*, 371, 7 de octubre de 2020, m3485.

40. Siddhartha S. Angadi, Farouk Mookadam, Chong D. Lee *et al.*, «High-intensity interval training vs. moderate-intensity continuous exercise training in heart failure with preserved ejection fraction: a pilot study», *J Appl Physiol* (1985), 119(6), 15 de septiembre de 2015, pp. 753-758.

Beau Kjerulf Greer, Prawee Sirithienthad, Robert J. Moffatt *et al.*, «EPOC Comparison Between Isocaloric Bouts of Steady-State Aerobic, Intermittent Aerobic, and Resistance Training», *Res Q Exerc Sport*, 86(2), junio de 2015, pp. 190-195.

C. Álvarez, R. Ramírez-Campillo, C. Martínez-Salazar *et al.*, «Low-Volume High-Intensity Interval Training as a Therapy for Type 2 Diabetes», *Int J Sports Med.*, 37(9), agosto de 2016, pp. 723-729.

L. J. Connolly, N. B. Nordsborg, M. Nyberg *et al.*, «Low-volume high-intensity swim training is superior to high-volume low-intensity training in relation to insulin sensitivity and glucose control in inactive middle-aged women», *Eur J Appl Physiol.*, 116(10), 2016, pp. 1889-1897.

J. Gerosa-Neto, Barbara M. M. Antunes, Eduardo Z. Campos *et al.*, «Impact of long-term high-intensity interval and moderate-intensity continuous training on subclinical inflammation in overweight/obese adults», *J Exerc Rehabil.*, 12(6), diciembre de 2016, pp. 575-580. Publicado online, 31 de diciembre de 2016, doi: 10.12965/jer. 1632770.385.

41. T. Yue *et al.*, «Effects of High-Intensity Interval vs. Moderate-Intensity Continuous Training on Cardiac Rehabilitation in Patients with Cardiovascular Disease: A Systematic Review and Meta-Analysis», *Front Cardiovasc Med.*, 9, 23 de febrero de 2022, 845225.

10. Cronobiología, cronocardiología y desadaptación

42. M. R. Irwin *et al.*, «Sleep deprivation and activation of morning levels of cellular and genomic markers of inflammation», *Arch Intern Med.*, 166(16), 2006, pp. 1756-1762.

43. Gregory D. M. Potter *et al.*, «Longer sleep is associated with lower BMI and favorable metabolic profiles in UK adults: Findings from the National Diet and Nutrition Survey», *PLoS One*, 12(7), 2017.

44. Zhilei Shan, «Sleep Duration and Risk of Type 2 Diabetes: A Meta-analysis of Prospective Studies», *Diabetes Care*, 38(3), 1 de marzo de 2015.

11. Cómo regular tu ciclo de sueño-vigilia

45. L Tähkämö *et al.*, «Systematic review of light exposure impact on human circadian rhythm», *Chronobiol Int.*, 36(2), febrero de 2019, pp. 151-170.

46. Francesco P. Cappuccio y Michelle A. Miller, «Sleep and Cardio-Metabolic Disease», *Curr Cardiol Rep.*, 19(11), 2017, p. 110.

47. I. Daghlas, H. S. Dashti, J. Lane *et al.*, «Sleep Duration and Myocardial Infarction», *J Am Coll Cardiol.*, 74(10), 10 de septiembre de 2019, pp. 1304-1314.

M. Fan, D. Sun, T. Zhou *et al.*, «Sleep patterns, genetic susceptibility, and incident cardiovascular disease: a prospective study of 385 292 UK biobank participants», *Eur Heart J.*, 41(11), 14 de marzo de 2020, pp. 1182-1189.

F. P. Cappuccio y M. A. Miller, «Sleep and Cardio-Metabolic Disease», *Curr Cardiol Rep.*, 19(11), 2017, p. 110.

48. Tianyi Huang, Sara Mariani y Susan Redline, «Sleep Irregularity and Risk of Cardiovascular Events: The Multi-Ethnic Study of Atherosclerosis», *J Am Coll Cardiol.*, 75(9), 10 de marzo de 2020, pp. 991-999.

49. Shiyang Song *et al.*, «Myocardial Reverb-Mediated Diurnal Metabolic Rhythm and Obesity Paradox», *Circulation*, 145(6), 8 de febrero de 2022, pp. 448-464.

13. El estrés

50. A. Steptoe y M. Kivimäki, «Stress and cardiovascular disease», *Nat. Rev. Cardiol.*, 9, 2012, pp. 360-370.

51. T. Chandola *et al.*, «Work stress and coronary heart disease: what are the mechanisms?», *Eur. Heart J.*, 29, 2008, pp. 640-648.

52. N. H. Rod, M. Grønbaek, P. Schnohr *et al.*, «Perceived stress as a risk factor for changes in health behavior and cardiac risk profile: a longitudinal study», *J. Intern. Med.*, 266, 2009, pp. 467-475.

53. E. K. Adam, L. C. Hawkley, B. M. Kudielka y J. T. Cacioppo, «Day-to-day dynamics of experience—cortisol associations in a population-based sample of older adults», *Proc. Natl Acad. Sci. USA*, 103, 2006, pp. 17058-17063.

14. Conecta contigo

54. R. H. Schneider, C. E. Grim, M. V. Rainforth *et al.*, «Stress reduction in the secondary prevention of cardiovascular disease: randomized, controlled trial of transcendental meditation and health education in Blacks», *Circ Cardiovasc Qual Outcomes*, 5, 2012, pp. 750-758.

55. G. N. Levine *et al.*, «Meditation And Cardiovascular Risk Reduction: A Scientific Statement From the American Heart Association», *J Am Heart Assoc.*, 28 de septiembre de 2017;6(10):e002218.

56. M. Ricard, A. Lutz y R. J. Davidson, «Mind of the meditator», *Sci Am.*, 2014, 311, pp. 38-45.

15. Conecta con la naturaleza

57. Our World in Data, <https://ourworldindata.org/causes-of-death#the-number-of-deaths-by-risk-factor>.

58. Karn Vohra, Alina Vodonos, Joel Schwartz *et al.*, «Global mortality from outdoor fine particle pollution generated by fossil fuel combustion: Results from GEOS-Chem», *Environ Res.*, abril de 2021, p. 195.

59. A. Cecconi, G. Navarrete, M. García-Guimaraes *et al.*, «Influence of air pollutants on circulating inflammatory cells and microRNA expression in acute myocardial infarction», *Sci Rep.*, 12, 2022, p. 5350.

60. A. Reddam *et al.*, «Environmental Chemical Exposures and Mitochondrial Dysfunction: a Review of Recent Literature», *Curr Environ Health Rep.*, diciembre de 2022; 9(4): pp. 631-649.

61. Graham H. Bevan, Sadeer G. Al-Kindi, Robert D. Brook *et al.*, «Ambient Air Pollution and Atherosclerosis: Insights Into Dose, Time, and Mechanisms», *Arterioscler Thromb Vasc Biol.*, 41(2), febrero de 2021, pp. 628-637.

62. J. Bañeras *et al.*, «Environment and cardiovascular health: causes, consequences and opportunities in prevention and treatment», *Rev Esp Cardiol*, diciembre de 2022; 75(12): pp. 1050-1058.

63. Kelly C. Bishop, Jonathan D. Ketcham y Nicolai V. Kuminoff, «Hazed and confused: The effect of air pollution on dementia», National Bureau of Economic Research, <http://www.nber.org/papers/w24970>.

64. Q. Luo, S. Li, Y. Guo *et al.*, «A systematic review and meta-analysis of the association between daily mean temperature and mortality in China»; *Environ Res.*, 173, junio de 2019, pp. 281-299.

65. Z. Sun, C. Chen, D. Xu *et al.*, «Effects of ambient temperature on myocardial infarction: A systematic review and meta-analysis», *Environ Pollut.*, 241, octubre de 2018, pp. 1106-1114.

66. D. Rojas-Rueda, M. J. Nieuwenhuijsen, M. Gascon, D. Perez-Leon y P. Mudu, «Green spaces and mortality: a systematic review and meta-analysis of cohort studies», *Lancet Planet Heal.*, 3(11), 1 de noviembre de 2019, pp. e469-477.

67. M. R. Hunter, B. W. Gillespie, S. Y-P. Chen, «Urban Nature Experiences Reduce Stress in the Context of Daily Life Based on Salivary Biomarkers», *Front Psychol*, 10, 2019, p. 722.

68. G. N. Bratman, J. P. Hamilton, K. S. Hahn *et al.*, «Nature experience reduces rumination and subgenual prefrontal cortex activation», *Proc Natl Acad Sci.*, 112(28), 14 de julio de 2015, pp. 8567-8572.

16. Conecta con los demás

69. J. Holt-Lunstad, T. B. Smith, J. B. Layton, «Social relationships and mortality risk: a meta-analytic review», *PLoS Med*, 7, 2010, e1000316.

70. L. A. Rico-Uribe, F. F. Caballero, B. Olaya *et al.*, «Loneliness, social networks, and health: a cross-sectional study in three countries», *PLoS One*, 11, 2016, e0145264.

71. E. Kross, P. Verduyn, E. Demiralp *et al.*, «Facebook use predicts declines in subjective well-being in young adults», *PLoS One*, 8, 2013, e69841.

72. J. Holt-Lunstad, T. B. Smith, M. Baker, T. Harris y D. Stephenson, «Loneliness and social isolation as risk factors for mortality: a meta-analytic review», *Perspect Psychol Sci.*, 10, 2015, pp. 227-237.

73. S. Kraav, S. M. Lehto, J. Kauhanen *et al.*, «Loneliness and social isolation increase cancer incidence in a cohort of Finnish middle-aged men. A longitudinal study», *Psychiatry Res.*, 299, mayo de 2021, p. 113868.

74. N. K. Valtorta, M. Kanaan, S. Gilbody *et al.*, «Loneliness and social isolation as risk factors for coronary heart disease and stroke:

systematic review and meta-analysis of longitudinal observational studies», *Heart*, 102, 2016, pp. 1009-1016.

75. D. M. Kimenai, L. Pirondini, J. Gregson *et al.*, «Socioeconomic Deprivation: An Important, Largely Unrecognized Risk Factor in Primary Prevention of Cardiovascular Disease», *Circulation*, 146(3), 19 de julio de 2022, pp. 240-248.

76. R. W. Smith, I. Barnes, J. Green *et al.*, «Social isolation and risk of heart disease and stroke: analysis of two large UK prospective studies», *Lancet Public Health*, 6(4), abril de 2021, e232-e239.

77. K. E. Philip, F. Bu, M. I. Polkey *et al.*, «Relationship of smoking with current and future social isolation and loneliness: 12-year follow-up of older adults in England», *Lancet Reg Health Eur.*, 14, 2 de enero de 2022, p. 100302.

78. A. D. Matos, F. Barbosa, C. Cunha *et al.*, «Social isolation, physical inactivity and inadequate diet among European middle-aged and older adults», *BMC Public Health*, 21(1), 15 de mayo de 2021, p. 924.

79. L. C. Hawkley, R. A. Thisted, C. M. Masi y J. T. Cacioppo, «Loneliness predicts increased blood pressure: 5-year cross-lagged analyses in middle-aged and older adults», *Psychol Aging,* 25, 2010, pp. 132-141.

80. S. S. Dickerson, T. L. Gruenewald, M. E. Kemeny, «Physiological effects of social threat: implications for health», en J. Decety y J. T. Cacioppo, eds., *Handbook of Social Neuroscience*, Nueva York, Oxford Univ. Press, 2011, pp. 787-803.

K. M. Edwards, J. A. Bosch, C. G. Engeland, J. T. Cacioppo y P. T. Marucha, «Elevated macrophage migration inhibitory factor (MIF) is associated with depressive symptoms, blunted cortisol reactivity to acute stress, and lowered morning cortisol», *Brain Behav Immun.*, 24, 2010, pp. 1202-1208.

81. L. C. Hawkley, S. W. Cole, J. P. Capitanio, G. J. Norman y J. T. Cacioppo, «Effects of social isolation on glucocorticoid regulation in social mammals», *Horm Behav.*, 62, 2012, pp. 314-323.

82. M. Gao, R. Shao y C. M. Huang *et al.*, «The relationship between loneliness and working-memory-related frontoparietal network connectivity in people with major depressive disorder», *Behav Brain Res.*, 2020, p. 393.

17. Conecta con tu espiritualidad

83. L. C. Brewer, J. Bowie, J. P. Slusser *et al.*, «Religiosity/Spirituality and Cardiovascular Health: The American Heart Association Life's Simple 7 in African Americans of the Jackson Heart Study», *J Am Heart Assoc.*, 11(17), 6 de septiembre de 2022, e024974.

84. D. Kobayashi, T. Shimbo, O. Takahashi *et al.*, «The relationship between religiosity and cardiovascular risk factors in Japan: a large–scale cohort study», *J Am Soc Hypertens*, 9(7), 9 de julio de 2015, pp. 553-562.

85. L. H. Ngo, M. A. Argentieri, Simon T. Dillon *et al.*, «Plasma protein expression profiles, cardiovascular disease, and religious struggles among South Asians in the MASALA study», *Sci Rep.*, 11(1), 13 de enero de 2021, p. 961.

86. K. I. Pargament y J. Cummings, «Anchored by faith: Religion as a resilience factor», en J. W. Reich, A. J. Zautra y J. S. Hall, eds., *Handbook of adult resilience*, Nueva York, The Guilford Press, 2010, pp. 193-210.

87. C. T. Johannessen-Henry, I. Deltour, P. E. Bidstrup *et al.*, «Associations between faith, distress and mental adjustment—a Danish survivorship study», *Acta Oncol.*, 52(2), febrero de 2013, pp. 364-371.

88. Mei-Chung Chang, Po-Fei Chen, Ting-Hsuan Lee *et al.*, «The Effect of Religion on Psychological Resilience in Healthcare Workers During the Coronavirus Disease 2019 Pandemic», *Front Psychol*, 12, 11 de marzo de 2021, 628894.

«Para viajar lejos no hay mejor nave que un libro».
EMILY DICKINSON

Gracias por tu lectura de este libro.

En **penguinlibros.club** encontrarás las mejores recomendaciones de lectura.

Únete a nuestra comunidad y viaja con nosotros.

penguinlibros.club

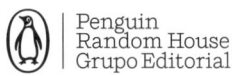

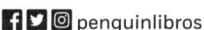